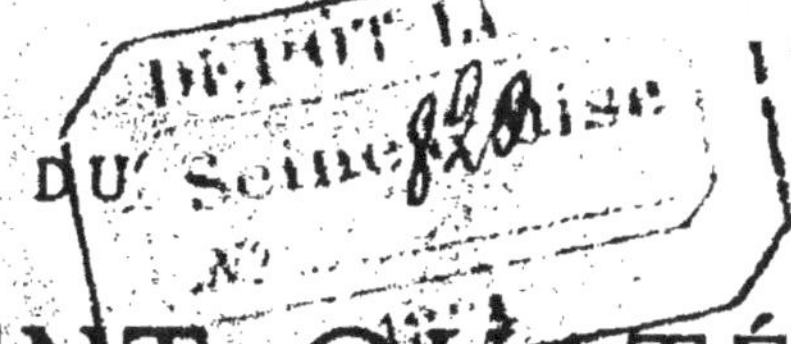

PANSEMENT OUATÉ

ET DE SON APPLICATION

A LA THÉRAPEUTIQUE CHIRURGICALE

PAR

ALPH. GUÉRIN

Président de l'Académie de médecine, Chirurgien honoraire
de l'Hôtel-Dieu.

AVEC FIGURES INTERCALÉES DANS LE TEXTE

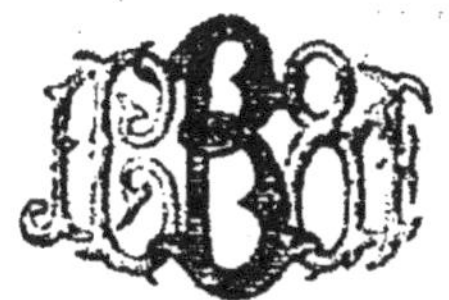

PARIS

LIBRAIRIE J.-B. BAILLIÈRE ET FILS

Rue Hautefeuille, 19, près le Boulevard Saint-Germain.

1885

DU PANSEMENT OUATÉ

ET DE SON APPLICATION

A LA THÉRAPEUTIQUE CHIRURGICALE

PRINCIPAUX TRAVAUX DE M. A. GUÉRIN

Mémoire sur les rétrécissements de l'urèthre. (*Mémoires de la Société de chirurgie*, tome IV). Mai 1854.

Éléments de chirurgie opératoire. Paris, 1855, in-18 avec figures; 6e édition, in-18 avec 315 figures.

Purulente (Infection). Septicémie du nouveau Dictionnaire de médecine et de chirurgie pratique publié sous la direction du docteur Jaccoud.

Mémoire sur les fractures du maxillaire supérieur, signe nouveau pour les reconnaître. Lu à l'Académie de médecine le 30 Janvier 1866.

Leçons cliniques sur les maladies des organes génitaux externes de la femme, leçons professées à l'hôpital de ¡Lourcine. Paris, 1864, in-8o de 530 pages.

Mémoire sur le traitement de l'anthrax par les incisions sous-cutanées. Lu à l'Académie de médecine, le 21 juin 1864. (Bulletin de l'Académie. T. XXIX.)

De la communauté de la circulation pouvant aboutir à une distribution égale de sang aux deux animaux. (Association française pour l'avancement des sciences. Congrès de Bordeaux, 1872.)

Du rôle pathogénique des ferments dans les maladies chirurgicales. Nouvelle méthode de traitement des amputés. Note lue à l'Académie des sciences le 23 mars 1874.

De l'influence des ferments sur les maladies chirurgicales. Deuxième note lue à l'Académie des sciences, le 18 mai 1874.

Leçons cliniques sur les maladies des organes génitaux internes de la femme, 1878, in-8o avec figures dans le texte et 2 planches en chromo-lithographie.

Sur la structure du ligament large. (Académie des sciences, 30 juillet 1879.)

Rôle des vaisseaux lymphatiques dans la production de certains phéno-mènes pathologiques. (Note lue à l'Académie des Sciences, le 19 mars 1883.)

Imprimerie D. Bardin et Ce, à Saint-Germain. — 4354-81.

DU
PANSEMENT OUATÉ

ET DE SON APPLICATION

A LA THÉRAPEUTIQUE CHIRURGICALE

PAR

ALPH. GUÉRIN

Président de l'Académie de médecine, Chirurgien honoraire
de l'Hôtel-Dieu.

AVEC FIGURES INTERCALÉES DANS LE TEXTE

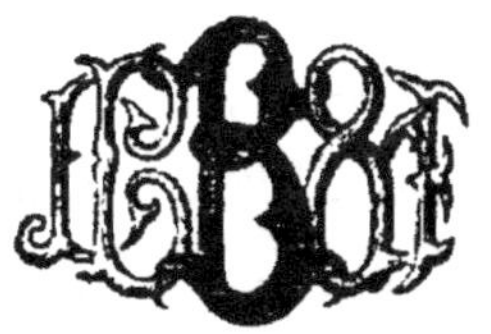

PARIS

LIBRAIRIE J.-B. BAILLIÈRE ET FILS

Rue Hautefeuille, 19, près le Boulevard Saint-Germain.

1885

PRÉFACE

Quand, à la fin de 1870, j'annonçai que les accidents auxquels succombent les blessés et surtout les amputés, sont dus à l'existence de corpuscules animés dans l'atmosphère, on se demanda si les désastres de la guerre n'avaient pas troublé mon cerveau. L'idée paraissait tellement étrange, qu'on ne lui eût pas accordé l'honneur de la discussion, si je n'avais obtenu des résultats inespérés, en imaginant de filtrer l'air avec la ouate. Comment comprendre que des corpuscules microscopiques peuvent entrer dans les veines et y produire du pus? On avait bien admis l'existence des bactéries démontrées par Davaine dans le

sang des animaux charbonneux, mais de
là à admettre l'action sur le sang des
corpuscules animés de l'air, il y avait
bien loin. M. Pasteur, lui-même, n'osa
pas défendre ma théorie de l'infection
purulente et de l'érysipèle, quand
M. Gosselin, rapporteur du prix Monthyon à l'Institut, s'éleva vivement contre les idées que j'avais soutenues en
1874 dans deux notes très courtes. Pour
M. Gosselin, la pyohémie était la conséquence d'une ostéo-myélite; j'avais
beau lui objecter que l'ostéo-myélite était
elle-même engendrée par les corpuscules,
ou ferments contenus dans l'air, je ne
parvins pas à le convaincre. Si M. Pasteur avait eu, à cette époque, les connaissances médicales qu'il a acquises depuis,
j'aurais eu un puissant défenseur de mes
idées.

A l'Académie de médecine, on continuait à soutenir l'ancienne pathogénie de
l'infection purulente; à l'hôpital, j'enten-

dais dire avec dédain qu'il n'y avait pas à s'occuper de petits êtres imaginaires.

Il y a, me disait-on, des germes, ou ferments, des corpuscules de toute sorte à la campagne, sur les montagnes les plus élevées, pourquoi les blessés guérissent-ils tous ou presque tous, loin des villes ou des grandes agglomérations d'hommes ?

Je répondais que ces corpuscules devaient être en bien moins grand nombre à la campagne et dans les lieux peu habités, mais je ne pouvais le démontrer. Depuis cette époque, M. Miquel est venu confirmer ce que j'avais prévu.

Les recherches entreprises par ce savant à l'observatoire de Montsouris, ont prouvé que, dans les habitations hospitalières, les bactéries atteignent des chiffres incroyables ; à l'Hôtel-Dieu de Paris, la moyenne des bactéries contenues dans l'atmosphère était, au moment de l'observation, de 6300 par mètre cube ;

tandis que l'air extérieur du parc de Montsouris n'en contenait que 82.

A la Pitié, salle Lisfranc, la moyenne était de 11,100 microbes par mètre cube, tandis que dans le IVe arrondissement, l'air du dehors n'en contenait que 850.

Ces faits, qui n'ont été contestés par personne, ne nous expliquent-ils pas comment on guérit des blessés dans des salles qui n'ont pas encore été habitées, tandis qu'on les voit succomber presque tous dans les lieux où les microbes, ferments, ou corpuscules animés, comme on voudra les appeler, ont trouvé des conditions favorables à leur multiplication.

Si les blessés guérissent dans les lieux où les microbes sont en très petit nombre, et s'ils succombent là où ils sont presque innombrables, n'est-ce pas suffisant pour prouver leur influence sur la production des accidents que l'on observe à la suite des opérations? Cela de-

vrait suffire, mais rien n'est plus difficile que de déraciner les opinions accré-
ditées depuis longtemps.

Malgré le désir que l'on avait de trouver mes idées inadmissibles, on avait
peu d'objections sérieuses à m'opposer.
A toutes je répondais : Si les corpuscules animés de l'air, si les poussières
atmosphériques ne sont pas les agents
de la production de toutes les formes de
la septicémie, comment expliquerez-vous
que je mets les blessés à l'abri de tout
empoisonnement quand je filtre l'air
avec de la ouate ?

J'avais démontré par des expériences
répétées chaque jour à l'hôpital que, sous
un pansement bien fait, le pus se conserve sans subir la putréfaction qui ne se
produit qu'autant qu'il arrive au contact
d'un air non filtré. On me répondait par
des expériences mal faites, dans lesquelles la compression de la ouate étant insuffisante, les poussières atmosphériques

pouvaient facilement arriver jusqu'à la plaie.

Mon pansement, ai-je souvent répété, ressemble à une expérience de physique qui n'est démonstrative qu'à la condition d'être entourée de toutes les précautions techniques que la science prescrit. S'il est appliqué par des chirurgiens indifférents ou insuffisamment renseignés, il ne donnera pas les résultats sûrs et indéniables que j'ai obtenus.

Malheureusement, la plupart des chirurgiens, même parmi ceux qui pratiquent dans de grands hôpitaux, ne se font pas une idée bien nette des soins qu'il faut apporter à l'application du pansement ouaté. Quand ils ont recouvert une plaie d'une immense couche de ouate et appliqué deux ou trois bandes, ils se figurent qu'ils ont fait mon pansement, et ils s'étonnent de ne pas obtenir les résultats promis. J'ai tort de dire qu'ils s'étonnent; il est dans la nature de l'esprit humain de ne pas procéder ainsi. Au lieu de s'étonner, on aime mieux s'en prendre à l'inventeur qu'à soi-même. Celui qui a fait le pansement ne croit pas qu'il a pu se tromper, ne l'ayant jamais vu appliquer par celui qui l'a imaginé; c'est chose si simple que de mettre de la ouate et des bandes !

Il faut que je répète ici que la technique de ce pansement n'est pas aussi facile que le croient ceux qui n'ont pas daigné étudier. Il m'a toujours fallu plusieurs mois, pour obtenir que mes élèves missent cet appareil d'une manière irréprochable.

Pour panser la plaie provenant de l'amputation d'un membre, il faut consacrer une demi-heure ou trois quarts d'heure, à partir du moment où les vaisseaux ont été liés. On dépense beaucoup de force, et le pansement n'est satisfaisant qu'à la condition que les aides auront, comme le chirurgien, apporté à son application autant de soins que d'adresse.

C'est pour cela que ma méthode ne sera appliquée que par les chirurgiens plus soucieux de la vie de leurs malades que préoccupés de la fatigue qui incombe à ceux qui appliquent mon pansement. Je suis pourtant convaincu qu'elle s'imposera sur les champs de bataille, parce qu'elle met instantanément les blessés à l'abri de la douleur inhérente aux secousses et aux chocs qui résultent du transport dans des chemins difficiles, dans des voitures souvent mal suspendues. S'il faut consacrer beaucoup de temps pour faire un premier pansement, on peut espérer que le malade sera guéri quand on le dépansera. En tout cas, le premier pansement devant rester en place pendant deux ou trois semaines, on trouvera autant d'économie de temps que de sécurité à adopter ma méthode.

ALPH. GUÉRIN.

15 septembre 1884.

DU PANSEMENT OUATÉ

ET DE SON APPLICATION

A LA THÉRAPEUTIQUE CHIRURGICALE

CHAPITRE PREMIER

THÉORIE DU PANSEMENT

Lorsque je luttais à l'Académie de médecine en 1869, contre tous mes collègues de
la section de chirurgie, pour faire prévaloir
l'opinion que je soutenais seul depuis longtemps, sur la nature de l'infection purulente,
sur son caractère contagieux, j'étais loin de
penser que, peu d'années plus tard, tout le
monde se serait rallié à cette manière de voir,
et que l'on se souviendrait à peine du promoteur des idées qui ont fait adopter unanimement la chirurgie antiseptique.

Faut-il me plaindre de cet oubli ? J'en

serais bien tenté, mais à quoi bon ! Qu'importe la source d'où vient la vérité, il n'y a qu'une chose importante, c'est que ce qui est vrai soit connu et devienne utile.

Si j'avais annoncé la découverte du pansement ouaté avec quelque bruit et un peu de préoccupation de ma personnalité, j'aurais sans aucun doute retiré plus de profit et d'honneurs, qu'en attendant patiemment que quelques travaux de mes élèves eussent initié mes collègues à une nouvelle méthode de pansement dont les résultats étaient si incontestables ; mais j'avais été témoin de l'injustice dont Chassaignac avait souffert, j'avais compris que si les chirurgiens de sa génération avaient repoussé le *drainage,* et tourné en dérision l'invention de l'*écraseur linéaire,* c'est que l'inventeur de ces deux méthodes n'était pas resté assez silencieux. A moins d'être doué d'une grande ambition, et d'être de force à ne pas craindre d'être accusé de vanité, il vaut mieux ne pas chercher à recueillir les fruits d'une découverte.

C'est du moins ce que je pensais au commencement de 1871, lorsque la douleur que j'avais ressentie en voyant pendant la guerre de 1870, mourir tous les amputés et même les blessés qui, en tout autre temps, n'auraient pas été reçus à l'hôpital, tant leurs blessures étaient légères, m'amena à supposer que les *miasmes* auxquels j'avais, jusque-là, attribué la production de la pyohémie, pourraient bien n'être que les corpuscules animés que M. Pasteur avait découverts dans l'atmosphère.

Jusque-là, tous les chirurgiens s'étaient à peu près, sans exception, ralliés à l'idée que Dance avait, le premier, soutenue sur le rôle de l'inflammation dans la production de l'infection purulente.

Cette théorie était très séduisante, elle semblait tout expliquer dans la pyohémie : pourquoi se serait-on étonné de trouver du pus dans le sang ? Les veines s'étant enflammées et l'inflammation s'étant terminée par suppuration, le pus formé dans une veine passait dans tout le système veineux jusqu'au cœur, d'où il était porté dans les viscères et dans tous les tissus. De cette manière, rien n'était plus facile que de se rendre compte de la formation des abcès dits *métastatiques*, on n'avait pas besoin d'avoir recours à *la métastase* qui ne pouvait plus satisfaire personne. Les abcès si fréquents dans les poumons, le foie, la rate, dans les muscles, le pus charrié dans les veines expliquait tout. On avait bien fait une objection terrible : Teissier, qui croyait à la production spontanée de la pyohémie, voulant renverser la théorie de la phlébite, avait objecté que dans des cas où l'on avait attribué la pyohémie ou infection purulente à l'inflammation d'une veine et au transport du pus dans le courant circulatoire, on avait trouvé dans le vaisseau emflammé un caillot adhérent à la veine, qui s'opposait absolument à ce que le pus formé au-dessous de ce bouchon fût entraîné vers le cœur.

D'autres objections pouvaient être opposées à cette théorie de la phlébite : s'il ne s'agissait que d'une simple inflammation, pourquoi, avais-je dit, y a-t-il danger à ce que des blessés soient rassemblés dans un même lieu ; pourquoi, dans cette condition, la maladie est-elle transmissible de l'un à l'autre par l'intermédiaire de l'air ? L'anatomie pathologique me semblait d'ailleurs ruiner cette théorie de la phlébite ; on avait, en effet, trouvé des abcès métastatiques, sans qu'il eût été possible de découvrir en aucun point du corps une trace de phlébite, il fallait donc conclure que les lésions ordinaires de la pyohémie peuvent exister, sans phlébite. Si elles n'ont pas besoin de cette inflammation des veines pour se produire, à quoi bon invoquer cette genèse de la pyohémie ?

On trouvera à la fin de ce livre l'exposition des doctrines sur la production de l'infection purulente, que j'emprunte à l'article publié par moi dans le Dictionnaire de médecine et de chirurgie pratiques. Si j'ajourne cette exposition de doctrines, je tiens cependant à rappeler dès à présent une objection que j'ai faite à la théorie de la phlébite : « il faudrait démontrer, dis-je, comment du pus qui se dépose dans les organes parenchymateux, parce que les capillaires sont trop petits pour lui livrer passage, peut cependant continuer son cours à travers tous nos tissus. On comprendrait, en effet, qu'une plaie du bras, par exemple, donnât lieu à des abcès métastatiques du poumon, le pus n'a pas, dans ce cas, un long trajet à parcourir ; des veines du bras, il passe dans l'oreillette droite, puis dans le ventricule droit d'où il est projeté dans le poumon. Mais si l'on admet que ce pus forme des abcès métastatiques parce qu'il ne trouve pas accès dans les capillaires, comment expliquer qu'il continue son cours, et qu'il arrive dans l'oreillette gauche, puis dans le ventricule gauche d'où il est poussé vers la périphérie du corps ?

Les mêmes difficultés se présentent pour les abcès métastatiques du poumon, du cerveau et des membres, à la suite d'une lésion des veines qui se rendent dans le tronc de la veine-porte. On comprendrait, dans ce cas, la production des abcès du foie par le transport du pus formé dans les veines enflammées du rectum, par exemple, mais on ne peut pas comprendre comment le pus qui est arrêté dans le foie pour y produire des abcès, continue pourtant à être entraîné dans la circulation vers le cœur, et de là dans le poumon puis à la périphérie du corps. »

On ne peut nier que des abcès métastatiques puissent être la conséquence de la présence du pus dans les veines, mais cela ne prouve pas, le moins du monde, que l'infection purulente soit due à l'absorption du pus à la surface d'une plaie ou à l'introduction du pus dans les veines par la phlébite.

I. — INFLUENCE DES DOCTRINES SUR LE TRAITEMENT

Les médecins qui ne comprendraient pas que la thérapeutique est liée à l'opinion que l'on a sur la genèse des accidents auxquels les blessés succombent le plus souvent, trouveraient bien oiseux de discuter les doctrines qui ont eu cours sur la production de la pyohémie. Il est pourtant bien évident que pour ceux qui admettent que l'inflammation simple d'une veine est le point de départ et la cause unique de la production de l'infection purulente, le traitement antiphlogistique est le seul que l'on puisse opposer aux accidents des grandes plaies. Les saignées générales et locales, les cataplasmes, les bains doivent constituer toute la thérapeutique comprenant le traitement primitif et le traitement curatif. J'ai vu les partisans de cette doctrine de la phlébite à l'œuvre et j'ai toujours vu succomber les malades qui leur étaient confiés.

Ayant été l'élève d'un chirurgien de l'Hôtel-Dieu de Paris, qui avait, un des premiers, adopté les idées de Dance, j'ai pu observer de près les effets du traitement antiphlogistique et je dois dire que c'est à cette époque qu'il faut faire remonter mes opinions sur la nature miasmatique de l'infection purulente.

Voyant des blessés vigoureux qui, n'ayant eu qu'un léger frisson, étaient encore doués d'un bon appétit, et d'une vitalité peu commune, défaillir, s'affaisser, et repousser toute alimentation, dès qu'ils avaient été soumis au traitement par les sangsues, j'arrivai bien vite à penser que la thérapeutique étant manifestement meurtrière, la doctrine sur laquelle elle reposait ne pouvait être qu'erronée.

C'est donc à un de mes maîtres que je dois d'avoir découvert la nature des accidents qui se produisent dans les salles encombrées de chirurgie. Je dis les accidents, parce que j'ai toujours pensé, depuis mon internat à l'Hôtel-Dieu, que l'érysipèle, l'infection purulente sont dus à quelque chose de nuisible, existant dans l'atmosphère.

Tant que je me suis contenté de soutenir que cet agent est de nature *miasmatique,* ma doctrine a été stérile. Ne sachant pas de quelle nature sont les miasmes, je ne pouvais pas lutter contre eux. Mais étant arrivé à soupçonner qu'ils ont un corps analogue aux ferments découverts dans l'atmosphère, je conçus bientôt l'idée du pansement ouaté : M. Pasteur qui, à cette époque, ne s'était pas encore occupé de médecine et qui ne pensait guère aux conséquences que je tirerais de sa découverte, étant parvenu à démontrer qu'il n'y a de fermentation possible qu'autant que l'air, avec toutes les poussières qu'il contient, trouve accès dans le vase où le liquide putrescible est contenu, et ayant, pour faire cette démonstration, filtré l'air avec de la ouate, j'imaginai de me servir de ouate pour empêcher les corpuscules animés de l'air d'arriver sur les plaies de mes blessés. M. Pasteur a trouvé les ferments dans l'atmosphère, moi, j'ai découvert le rôle qu'ils jouent dans la production des accidents auxquels les blessés succombent. Il faut bien que je le rappelle ici, car je serais tenté, parfois, de me demander si c'est bien moi qui eus le premier l'idée que les ferments ou corpuscules vivants, contenus dans l'air, sont les agents de la production de l'infection purulente, tant il y a unanimité pour oublier mes travaux, quand on parle des maladies engendrées par les microbes. Les hommes qui ont le plus combattu mes idées, les adoptent peu à peu, et à chaque fois qu'ils font un pas en avant, s'ils le constatent par un mémoire ou par une lecture devant une académie, ils se gardent bien de parler de moi ; il faut pourtant que l'on sache qu'à la fin de 1870, quand j'enseignai à mes élèves ma nouvelle théorie de l'infection purulente et les conséquences thérapeutiques qui en découlent, personne n'avait eu l'idée que les ferments ou corpuscules animés, que l'on nomme maintenant *microbes*, peuvent engendrer une maladie. Lister seul avait dit que les ferments donnent lieu à *la putréfaction* du pus (il n'était pas allé plus loin) mais il n'avait pas eu la pensée que des maladies pouvaient être produites par la pénétration des ferments dans l'organisme (1).

Ce n'est que depuis mes travaux qu'on a voulu voir des microbes partout. Je crains que l'on en ait abusé, je dois même reconnaître que la question de l'infection purulente n'est pas plus avancée qu'elle ne l'était après les deux notes que je lus en 1874 à l'Académie des sciences. J'avais démontré par des expériences cliniques que la cause de la pyohémie qui donne lieu à la production des abcès métastatiques, ne peut être que les ferments contenus dans l'air d'une salle de blessés. Pour moi, la démonstration était péremptoire, je n'avais pas besoin d'une autre preuve. Je ne pus pourtant retenir une exclamation de joie, quand M. Pasteur, dans la séance du 17 juillet 1877, annonça à l'Académie de médecine qu'il était à même de faire connaître le microbe de l'infection purulente. Il le

(1) On trouvera la preuve de cette assertion à la fin du livre dans l'exposé des doctrines.

décrivit en quelques mots qui ne satisfirent pas tout le monde, mais qui suffirent pour que les admirateurs de l'auteur de tant de découvertes admissent que l'existence de ce microbe ne pouvait plus être révoquée en doute.

Depuis cette époque, il n'en a plus été question, et je n'oserais affirmer que les corpuscules qui engendrent l'infection purulente, ont des caractères physiques qui ne permettent pas de les confondre avec d'autres. On parle bien du vibrion *septique*, mais ce vibrion a-t-il servi à reproduire l'infection purulente ? Je l'ignore ; aujourd'hui, comme en 1870, je suis réduit à affirmer qu'il y a dans l'air des corpuscules animés qui, d'après les expériences que j'ai fait connaître dans les premiers mois de 1871, sont les agents producteurs de la pyohémie et de l'érysipèle. Si l'on était juste, ces idées devraient donc porter mon nom et non celui d'un autre. Ces questions de propriété n'intéressent pas tout le monde ; il est pourtant utile et juste qu'elles soient discutées et approfondies, pour que l'on ne donne pas aux riches ce qui appartient aux pauvres.

Si l'on ne m'a pas rendu justice, je n'ai pas le droit de me plaindre, car j'ai trop longtemps érigé en système de me faire oublier, pour que l'envie n'empêchât pas d'adopter une idée qui devait ouvrir une ère nouvelle pour la chirurgie. Aujourd'hui, je trouve que j'ai trop bien réussi, on a pris l'idée et l'on m'a si bien oublié, que dans un mémoire présenté cette année (1883) pour le *prix de l'Académie* de médecine dont le sujet est : *du traitement des plaies par la méthode antiseptique,* l'auteur n'a pas dit un mot de moi et de mon pansement.

C'est la lecture de ce mémoire qui m'a ouvert les yeux. C'est à cet oubli que je devrai d'avoir enfin revendiqué ce qui m'appartient.

Je crois qu'il sera difficile de prouver que ce n'est pas moi qui ai pensé le premier que les maladies peuvent être engendrées par les corpuscules animés de l'air. Je l'avais dit dès le mois de décembre 1870, mes élèves reproduisirent cette idée que je consignai, de mon côté, d'une manière très nette dans une note lue par moi à l'Académie des sciences le 23 mars 1874 :

« Si le pus d'une grande plaie, disais-je,
« est inodore au bout de trente jours, s'il ne
« contient ni vibrions ni bactéries, ne suis-je
« pas en droit d'affirmer que c'est au filtrage
« de l'air par la ouate qu'il faut attribuer ce
« résultat ?

« Si l'Académie m'y autorise, je lui sou-
« mettrai des expériences démontrant que
» l'air, par lui-même, n'est pas nuisible aux
« plaies, et qu'il n'est dangereux que *par les*
« *ferments qu'il contient.* »

« Si cette doctrine est vraie, *pourquoi ne
pas demander au microscope le secret de
toutes les affections septicémiques ?* J'ai
déjà la conviction que l'infection purulente et
l'infection putride, qui diffèrent l'une de
l'autre autant par leurs signes chimiques que
par les lésions consécutives que l'autopsie
révèle, ne sont pas engendrées par les mêmes
ferments.

Jusqu'ici, mes expériences m'autorisent à
affirmer que *les ferments contenus dans l'atmosphère produisent ces maladies.* »

II. — TECHNIQUE DU PANSEMENT OUATÉ

Il était facile, dans les expériences tendant à démontrer qu'il n'y a pas de génération spontanée (Pasteur), de filtrer l'air. Il suffisait, après avoir fait le vide dans un flacon, de boucher le vase avec un tampon de ouate. La difficulté était bien autre pour empêcher les corpuscules de l'atmosphère d'arriver sur une plaie. Si la ouate était collée sur la surface cruentée, elle remplissait momentanément le rôle d'un filtre, mais le sang et la lymphe plastique ne pouvaient pas tarder à le détacher et à rendre le pansement insuffisant. En la maintenant avec des bandes, en quelque nombre qu'elles fussent, on ne devait pas obtenir un meilleur résultat, parce que les tours de bande ne tardent pas à se relâcher.

Je pensai alors à mettre une assez grande épaisseur de ouate, pour que la constriction du membre malade ne pût se produire. En ayant recours à cette précaution, je pourrais exercer une compression permanente qui, étant sans danger, ne cesserait pas d'être efficace, si je maintenais la ouate par un nombre considérable de bandes.

Mon premier pansement me prouva que mon but était atteint.

Voici comment j'opérai tout d'abord : Je commençai par panser sans rechercher la réunion par première intention. Qui eût osé espérer une réunion immédiate des plaies d'amputation à une époque où tous les amputés mouraient ? (1870-1871). L'hémostase étant complète, tous les vaisseaux ayant été liés avec soin ; la plaie ayant été lavée à diverses reprises avec de l'eau phéniquée ou avec de l'alcool camphré, je la recouvris d'une épaisse couche de ouate, après avoir entouré l'os, près du point coupé, de couches légères de ouate, comme si j'avais craint que les bords de la section blessassent les chairs voisines.

Cette première pièce du pansement étant maintenue en place par un aide intelligent et soigneux, j'entourai le reste du membre jusqu'au tronc d'une couche de ouate assez épaisse pour que la pression d'une main vigoureuse n'éveillât aucune douleur. Puis le membre étant tenu solidement par plusieurs

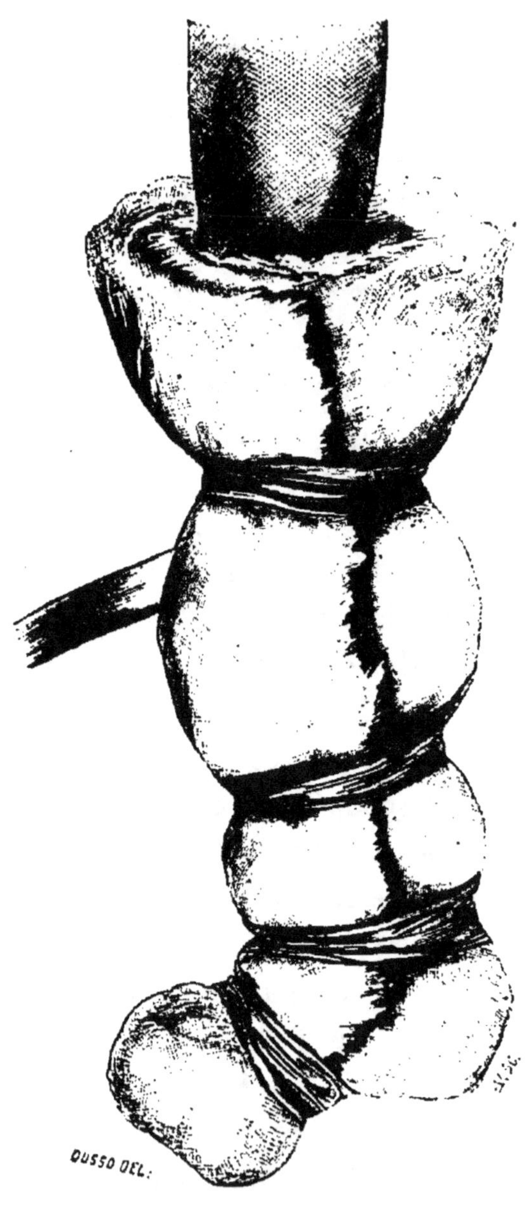

FIG. 1. — Effet de la ouate tassée par une première
bande trop serrée.

aides, l'un tenant toujours le moignon et y maintenant la ouate ; deux autres s'opposant à ce qu'aucun mouvement ne pût être imprimé, je commençai à appliquer les bandes.

Les premières bandes furent lâchement appliquées, parce que si l'on cherchait, à ce moment du pansement, à exercer une compression, elles feraient corde par l'enfoncement dans la ouate du milieu de leur largeur (voir fig. 1), tandis que les bords seraient relevés. Les trois ou quatre premières bandes (de 10 à 12 mètres chacune) ayant été posées, j'en fis passer une dans la longueur du membre, en faisant des espèces de frondes (voir fig. 2) dont la partie moyenne correspondait à la partie libre du moignon ; puis, je recommençai à en appliquer d'autres circulairement, employant d'autant plus de force que j'en avais déjà appliqué un plus grand nombre.

Dix ou douze ayant été placées, je ne craignis plus d'exercer une compression trop grande et je serrai de toute la force de mon poignet, jusqu'à ce que le pansement offrît une consistance dont on ne peut bien apprécier le degré que par l'habitude.

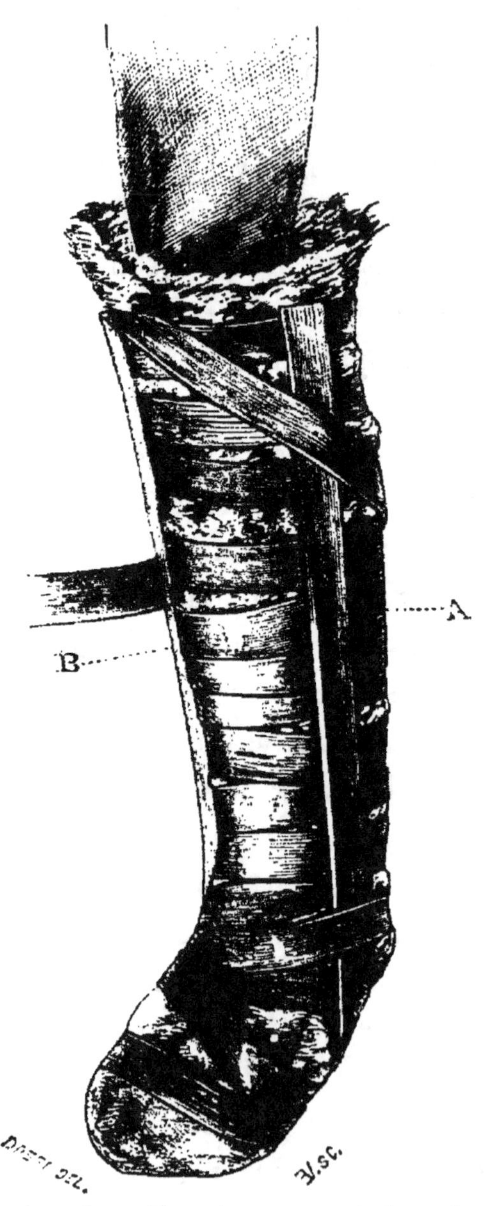

FIG. 2. — A et B. — Fronde passant le long de la jambe
et sous le pied.

Le membre amputé ayant été ainsi pansé, je m'aperçus que l'on pouvait lui imprimer les mouvements les plus violents sans éveiller la moindre douleur.

C'est donc par un pansement qui diffère peu de celui que M. Burggraeve avait employé pour le traitement de l'arthrite chronique, que je réussis à empêcher les poussières de l'air d'atteindre les plaies de mes opérés. Si le chirurgien belge avait pensé à filtrer l'air, il aurait inventé un pansement bien supérieur à tous les autres, et au lieu de le trouver détestable, il lui trouverait des qualités incontestables. Je veux dire ici, pour ne plus avoir à y revenir, que M. Burggraeve qui m'a attaqué, je ne sais pourquoi, a rendu à la chirurgie un service incontestable, en imaginant de se servir du coton pour modérer la compression. On me rendra cette justice que je n'ai jamais parlé de ma découverte, sans rappeler ce que nous devons au chirurgien de Gand, et s'il avait été encore plus injuste envers moi, il ne parviendrait pas à m'empêcher de dire hautement et en toute occasion que la compression qu'il nous a appris à pratiquer pour le traitement de l'arthrite, réalise pour le pansement des plaies une des conditions les plus propres à amener une prompte et sûre guérison.

III. — MÉCANISME DU PANSEMENT OUATÉ

Si le désir de filtrer l'air m'a fait imaginer le pansement ouaté, j'ai toujours reconnu, et le témoignage de mes élèves en fait foi (1), que mon pansement réalise d'autres conditions qui jouent un rôle dont il serait injuste de ne pas tenir compte... J'ai toujours reconnu que le filtrage de l'air, la compression élastique, l'incubation et la rareté des pansements sont les conditions essentielles de ma méthode.

A. *Filtrage de l'air.* — Le rôle des corpuscules animés de l'air dans la production des accidents que l'on observe à la suite des grandes plaies, et quelquefois après des solutions de continuité, en apparence peu graves, eût dû attirer l'attention des chirurgiens dès

(1) Voir Hervey (1871 et 1873), Fiaux (1872), Blanchard (1872).

que les travaux de M. Pasteur sur la fermentation furent connus; et pourtant la chirurgie
antiseptique serait encore dans l'enfance, si
nos désastres de 1870 ne m'avaient pas
amené à me demander si les miasmes auxquels j'attribuais l'érysipèle et l'infection purulente ne sont pas constitués par les ferments de l'atmosphère.

Depuis le mois de mars 1871, époque à
laquelle je fis connaître la théorie vraie de la
pyohémie, en montrant à plusieurs de mes
éminents collègues des hôpitaux les résultats
que je venais d'obtenir du pansement ouaté,
nous avons appris que M. Lister, alors chirurgien à Édimbourg, avait déjà utilisé les
idées nouvelles sur la fermentation, en cherchant à s'opposer à la *putréfaction* des liquides
qui s'écoulent des plaies, et en imaginant son
pansement à l'acide phénique, qui a été vanté
avec raison dans toutes les parties du monde.
Il ne peut venir à l'idée de personne de contester au chirurgien anglais le service qu'il a
rendu à l'humanité, en prouvant qu'une plaie
pansée avec toutes les précautions qu'il a enseignées, est à peu près à l'abri des nom-

breux accidents qui se produisent dans les salles de chirurgie. Mais, sans cesser d'être juste, il me sera permis de répéter ici en peu de mots ce que j'ai déjà consigné dans mon article *Infection purulente* (1).

Jamais Lister, dont j'ignorais en 1871 les travaux importants, n'a formulé une théorie de la production de l'infection purulente par les ferments ; il ne visa qu'une chose : *la pu-tréfaction*. Cela résulte très nettement des articles qu'il publia dans *The Lancet* en 1867, et l'on ne trouve pas autre chose dans l'article qu'il publia dans *System of Surgery* de Holmes en 1871. Il n'a pas la moindre idée du mode de production de l'infection puru-lente. M. Pasteur ayant démontré que les germes contenus dans l'atmosphère président à la *putréfaction*, Lister imagine de les dé-truire par l'acide phénique, sans paraître se douter que parmi les ferments il y en a qui peuvent engendrer les accidents des plaies, que j'ai appelés *miasmatiques*. On trouvera la preuve de ce que j'avance à l'article : *Théorie des miasmes et ferments.*

(1) *Dictionnaire de médecine et de chirurgie pratiques.*

L'air est purifié par le filtrage de tout ce qui serait susceptible d'empoisonner les blessés. Avant que j'eusse formulé ma doctrine de l'infection purulente, on avait pensé que des gaz mêlés à l'air peuvent devenir poison, quand ils sont absorbés par une surface dépouillée d'épiderme, mais on ne tarda pas à reconnaître que cette opinion n'était en rien justifiée.

Je dirai plus loin les autres explications qui ont été données de la genèse de l'infection purulente; pour le moment, je tiens à soutenir que le filtrage de l'air met à l'abri de l'empoisonnement qui donne lieu aux abcès métastatiques.

De toutes les preuves que l'on peut invoquer jusqu'ici en faveur de cette opinion, il n'en est pas de plus péremptoire que le résultat obtenu par le pansement ouaté. Quand ce pansement est bien fait, c'est-à-dire quand toutes les conditions nécessaires pour une adaptation exacte de la ouate sur la plaie et sur le reste du membre ont été parfaitement remplies, le pus reste pur comme au moment où il vient d'être sécrété. Les chirurgiens qui disent qu'une odeur de pus putride est exhalée par les blessés soumis à ce mode de pansement n'ont jamais vu une plaie exactement pansée par ma méthode.

Pour démontrer l'influence du filtrage de l'air, il ne faut pas se contenter d'à peu près, il faut que les blessés soient pansés avec le même soin que s'il s'agissait d'une expérience de physique.

Nous savons tous qu'un animal ne peut pas vivre sous une cloche dans laquelle on a fait le vide. C'est une vérité que personne ne pense à contester ; et pourtant faites en sorte que la machine fonctionne mal, ou qu'un peu d'air passe sous les bords de la cloche, le résultat attendu ne se produira pas. Si, quand on applique mon pansement, on ne le serre pas suffisamment, de l'air non filtré passera sous les bords et, de proche en proche, arrivera jusqu'à la plaie, décomposera le pus qui deviendra putride et répandra une mauvaise odeur.

Il en sera de même si la couche de ouate étant insuffisante, elle est traversée par le pus sécrété en grande quantité, qui, venant directement au contact de l'air, deviendra putride.

Il faut que l'on sache bien que lorsque les bandes et la ouate sont mouillées, elles deviennent insuffisantes pour filtrer l'air. C'est seulement en appréciant les mauvaises conditions d'un pansement, et en parvenant à les éviter, que l'on pourra juger sainement de la valeur du fitrage de l'air.

Sans doute, alors même que le filtrage étant imparfait, les blessés répandent autour d'eux une odeur désagréable, on peut encore espérer la guérison, parce que les corpuscules animés de l'air, qui décomposent le pus, n'arrivent pas en assez grand nombre sur la plaie pour empoisonner les blessés ; mais quand les malades guérissent dans ces conditions, on ne peut pas dire qu'ils ont guéri par ma méthode de pansement.

Je ne saurais assez insister sur la nécessité d'empêcher les liquides provenant de la plaie de venir au contact de l'air, et l'air de pénétrer jusqu'à la plaie, sans être filtré.

J'ai vu des chirurgiens en assez grand nombre qui, n'attachant aucune importance à ce

que le pansement soit fait d'après les règles
que j'ai enseignées, n'admettent pas que le
pus d'une plaie pansée par ma méthode puisse
être sans odeur. Je n'ai l'espoir de les con-
vertir que s'ils veulent bien répéter une expérience que j'ai faite souvent et que je tiens à
consigner ici en quelques mots :

Un malade affecté d'un énorme abcès phleg-
moneux entre à l'hôpital. Avant de donner
issue au pus, je lave, avec de l'eau phéniquée
au vingtième, la peau qui recouvre l'abcès et
celle qui l'avoisine ; puis j'applique sur la tumeur formée par l'abcès une épaisse couche
de ouate, que je maintiens de la main gauche
en me faisant aider par quelqu'un qui fait en
sorte que l'air extérieur ne s'infiltre pas sous
la ouate. Prenant alors un bistouri que j'ai
préalablement lavé avec de l'eau phéniquée,
je le plonge, à travers la ouate, dans la profondeur de l'abcès. La sensation d'une résistance vaincue indique que l'abcès a été ouvert ; on le reconnaîtrait d'ailleurs à la chaleur que la main constate au moment où le
pus s'écoule.

Quand, par la pression, on a à peu près

vidé l'abcès, on emprisonne vivement le pus
dans l'espèce de bourse que l'on fait avec la
ouate dans laquelle le liquide s'est écoulé, et
l'on s'oppose à son écoulement en étreignant
vigoureusement avec une corde le haut de la
bourse, de manière à ce que l'air ne puisse
pas y arriver directement.

Quand toutes les précautions ont été bien
prises; quand toutes les conditions de l'expérience ont été exactement remplies, on laisse
à l'air libre le pus ainsi renfermé. Au bout
d'un temps qui varie suivant la quantité du
liquide contenu, on enlève la corde et l'on examine le pus que l'on trouve alors d'une pureté
complète. Il est épais, crémeux s'il a été recueilli en quantité notable; dans le cas contraire, on ne retrouve plus que de la ouate
tapissée d'un liquide concret peu abondant;
mais dans l'un et l'autre cas, le pus est absolument inodore.

Si on l'examine au microscope, on n'y
constate pas le moindre microbe, ferment ou
corpuscule animé; il est, en un mot, tel qu'au
moment où il sortit, quelques jours auparavant, du foyer de l'abcès. On peut alors cons-

tater que des cristaux se sont formés en grand nombre, rappelant exactement ce que l'on observe dans les œufs que l'on a étudiés dans des conditions semblables. Cette comparaison est due à M. Gayon, collaborateur de M. Pasteur, qui voulut bien accompagner son maître dans mon service de l'Hôtel-Dieu, quand l'éminent savant, auteur de tant de travaux qui sont un titre de gloire pour lui et pour notre pays, commença à s'initier dans mon service au rôle que les ferments jouent dans la production des maladies.

M. Pasteur et M. Gayon virent tous les deux le pus de mes expériences et celui de mes blessés, et ils ne constatèrent aucune différence entre ces liquides. Ils eurent aussi la preuve que ce pus ne contenait pas la moindre trace de vibrions. J'étais donc en droit d'affirmer que le filtrage de l'air s'oppose à la putridité des liquides contenus dans une plaie pansée à la ouate. Comment se fait-il que la plupart des personnes qui ont parlé des résultats de mon pansement, ont élevé des doutes à ce sujet ? Je l'ai déjà dit, mais l'accusation trouve toujours des auditeurs plus favorables que la défense. C'est une raison de plus pour que j'insiste, et pour que je rappelle l'observation qui a servi de fondement à une assertion erronée.

Une commission ayant été nommée par l'Académie des sciences pour faire un rapport sur deux notes que j'avais lues en 1874 dans une des séances de l'Institut, MM. Gosselin, Larrey et Pasteur qui en faisaient partie, se rendirent à l'Hôtel-Dieu pour constater les résultats des recherches micrographiques, faites par M. Gayon, et que j'avais consignés dans mon travail. A cette époque, je n'avais pas de grands blessés pansés à la ouate ; je ne trouvai qu'un malade ayant une blessure à la main, il était entré dans mon service depuis huit jours ; comme il ne souffrait pas, je n'avais pas eu l'idée d'enlever son pansement. Je ne le connaissais donc pas. Je regrettais de n'avoir à montrer à la commission qu'un blessé qui avait été pansé par un élève étranger au service et qui n'était pas initié à ma manière de faire. J'aurais dû prier les membres de l'Institut d'ajourner leur examen à une époque où j'aurais eu à leur montrer

un blessé pansé par moi. La plus vulgaire
prudence me commandait cette conduite ;
mais dans la crainte de gêner les membres
de la commission, je me décidai à dépanser
devant eux le malade dont je viens de parler.
A peine la bande qui maintenait la ouate
était-elle enlevée, que je sentis une odeur de
saleté à laquelle je n'étais pas habitué. Cela
eût dû suffire pour demander un ajourne-
ment ; au lieu de cela, je continuai, et ayant
enlevé la ouate, nous constatâmes que la
main qui avait été enveloppée dans les pièces
du pansement, était d'une saleté repoussante.
Couverte de cambouis noir, elle n'avait pas
été lavée au moment où on l'avait pansée, et,
certainement, elle ne l'avait pas été plusieurs
jours auparavant. Je n'ai pas besoin de dire
que, en examinant le pus au microscope, on
y trouva des vibrions. On aurait pu se dispenser de l'examiner, puisqu'il n'était pas
dans les conditions du pus dont j'avais parlé :
la main qui l'avait secrété était sûrement couverte de microbes au moment où on la
couvrit de ouate. Eh bien ! c'est ce fait et ce
fait seul qui a fait répéter par tout le monde

que le pus de mes pansements contient des
vibrions. Pour que personne ne mette en
doute cette assertion, on a le soin de mettre
en parenthèse les noms des membres de la
commission.

Je n'ai pas le droit de me plaindre, puisque
j'eus l'imprudence de dépanser devant la
commission un malade que je ne connaissais
pas; tout au plus pourrais-je reprocher à
M. Gosselin, qui est un homme grave et con·
sciencieux, d'avoir donné à entendre dans
son rapport que le malade avait été pansé par
moi, autorisant ainsi par une assertion fausse
les critiques de l'avenir à répéter que l'on
trouve des vibrions dans le pus des blessés
pansés à la ouate, aussi bien dans mon service que dans celui de mes collègues.

En disant que le malade était dans mon
service, on disait vrai, mais ce serait se
tromper que de dire que, parce qu'il était
dans mes salles, il devait avoir été pansé par
moi, car j'avais eu le soin (et c'est la seule
précaution que j'avais prise) de faire connaître
qu'il n'était connu ni de moi ni de mes
élèves.

Ce fait, ainsi rapporté, a causé le plus grand préjudice à la doctrine du filtrage de l'air par la ouate, bien qu'il soit incontestable que tous les corpuscules de l'atmosphère restent dans les fibrilles du coton, sans pouvoir arriver aux couches profondes.

Ce qu'il y a eu de plus fâcheux dans cette histoire de la commission de l'Institut, c'est qu'à cette époque, M. Pasteur qui ne s'était occupé des ferments atmosphériques et du filtrage de l'air par la ouate, qu'au point de vue de la génération spontanée, n'avait pas l'autorité que donne l'expérience pour défendre mes opinions qu'il a, depuis cette époque, si complètement admises, que, le plus souvent, c'est à lui qu'on attribue la découverte du rôle joué par les microbes ou ferments dans la production de l'infection purulente.

Aussi mon travail n'ayant pas été défendu, ou se contenta de reconnaître l'excellence de mon pansement ; mais le rapporteur, M. Gosselin, n'en admit pas la théorie. Nous verrons bientôt qu'il fut amené plus tard à reconnaître l'importance des microbes dans la production de la putridité du pus.

J'étais bien tenté de prendre ce rapport
pour en faire justice ; mais je pensai et je
pense encore que le respect qui est dû à un
corps savant auquel on a soumis un travail,
me commandait de m'incliner momentanément, jusqu'à ce que de nouveaux faits m'eussent confirmé dans mes opinions. Maintenant que la commission a été éclairée, je me
crois en droit de réclamer la priorité d'une
idée qui ne manquerait pas de parrain, si
j'en abandonnais la paternité.

Je ne saurais trop insister sur la nécessité
d'empêcher l'air d'arriver jusqu'à la plaie
sans être filtré. Contrairement à l'opinion
soutenue depuis longtemps, avec beaucoup
de talent par mon homonyme M. Guérin
(Jules), d'après laquelle c'est l'air, c'est-à-
dire le composé d'oxygène et d'azote, qui
serait nuisible aux plaies, j'affirme que l'air
ne peut être qu'utile aux blessés, pourvu
que celui qui arrive sur la partie cruentée, ou
sur une surface quelconque dépouillée d'épiderme, soit d'une entière pureté (1). Les gaz

(1) Vezin, les deux Bartcher, Burow vont jusqu'à dire
que l'air extérieur a sur les plaies une influence bienfai-

importent peu, pourvu qu'ils ne soient pas des poisons, tandis que les microbes, ou ferments atmosphériques, impriment au pus des conditions propres à leur multiplication et par suite à l'empoisonnement des blessés.

Ce n'est donc pas à mon pansement qu'il faut attribuer les succès et les revers, quand, croyant se conformer à mon enseignement, on a enveloppé un membre amputé de beaucoup de ouate et d'un grand nombre de bandes, si l'on n'a pas eu la précaution de faire en sorte que l'air ne puisse pas arriver jusqu'à la plaie sans être filtré. Or, il n'est pas aussi facile que beaucoup de gens se l'imaginent, d'adapter les pièces du pansement à un membre blessé, assez exactement pour que les conditions indispensables soient remplies. Au risque de fatiguer le lecteur, je tiens à insister sur le rôle du chirurgien et sur celui des aides.

Supposons qu'il s'agisse d'appliquer le pansement ouaté sur le moignon d'une

santé et, opinion qui nous étonnera plus encore, que cette influence serait le résultat d'une action antiseptique. (*Revue générale*, Schwartz.)

jambe amputée : le malade étant placé de telle sorte que son siège repose sur le bord du lit, sa jambe saine est fléchie par un aide, et maintenue solidement. Un autre aide tient la cuisse du côté malade avec ses deux mains, pendant qu'un troisième soutient le moignon et s'oppose aux mouvements que provoque la douleur chez le malade, quand il n'est plus soumis à l'action du chloroforme.

Le chirurgien prenant alors une éponge qu'il imbibe d'eau chaude, lave avec soin le membre ainsi maintenu, pour compléter l'œuvre du lavage commencé par les aides; puis prenant une éponge neuve, il la plonge dans une solution d'acide phénique au vingtième (cinq grammes pour cent) et lave à grande eau la plaie d'abord et ensuite les parties voisines. Cette aspersion doit se faire vite ; mais plus vite encore doit être appliquée la ouate sur la plaie. Si ce temps de pansement n'est pas exécuté avec prestesse, les microbes de l'air peuvent tomber sur la surface qui vient d'être lavée avec le liquide antiseptique. Il ne faut donc pas penser à professer pendant que l'on s'occupe du blessé, il faut se consacrer exclusivement à l'œuvre mécanique.

Pour que la ouate soit appliquée vite, on en met d'abord sur la plaie un large carré dont les bords sont ramenés vers la racine du membre, puis on enroule autour de tout le membre un rouleau qu'un aide a fait avec la ouate placée avec soin sur un drap d'une extrême propreté.

Je tiens à ce que la ouate dont je dois me servir, reste dans le papier qui l'enveloppe, jusqu'au moment où elle doit être employée.

Pour une amputation de jambe, la largeur du rouleau doit être de 65 à 75 centimètres à peu près, c'est-à-dire telle que le moignon et la cuisse tout entière jusqu'au tronc soient enveloppés. Ce rouleau ne doit pas être assez gros pour que l'on soit obligé d'élever très haut le membre, lorsqu'on fait le pansement d'un malade qui est couché dans un lit. Quand le malade est dans la position que nous avons supposée au commencement de cet article, cela importe peu. Je préfère pourtant diviser la ouate en deux rouleaux dont on se sert plus facilement que lorsque la masse est unique.

Pendant que l'on enveloppe le membre en déroulant cette ouate, il est très important que le membre continue à être maintenu solidement dans une immobilité absolue. Il est nécessaire pour cela que les aides développent une certaine force; aussi ai-je toujours dit pour bien faire comprendre l'importance de l'immobilisation qui s'oppose au déplacement des lambeaux et au tiraillement des lèvres de la plaie, que le moignon et le reste du membre doivent être fixés comme dans un étau. Il faut, toutefois, que l'étau ne soit pas brutal, et pour bien me faire comprendre j'aurais dû ajouter : comme dans un *étau doublé de velours*.

Ce maintien du membre par les aides, est encore plus important, lorsque la ouate étant appliquée, il s'agit de l'envelopper de bandes. Pour les premières pourvu qu'elles soient peu serrées, il n'y a pas de difficulté; il en est tout autrement, quand le chirurgien a besoin d'employer toute sa force pour comprimer le membre avec les dernières.

Dans ce temps du pansement, le chirurgien a besoin de recourir à un tour de main, sans lequel il s'exposerait à tout déranger, car usant d'une grande force, il tendrait à imprimer au pansement et aux parties sous-jacentes un mouvement de torsion qui pourrait être très préjudiciable. Pour prévenir cette torsion, il est de toute nécessité qu'avec l'autre main, il tende à imprimer au membre un mouvement en sens inverse de celui que sollicite la main qui applique les bandes. Ce n'est que par l'étude et par la répétition fréquente de cette manœuvre que l'on parvient à faire un pansement irréprochable.

On ne cesse de mettre des bandes que lorsqu'on reconnaît au pansement une densité suffisante. Le tassement de la ouate par les bandes doit être tel, que la main qui presse le membre avec force, rencontre une résistance assez grande pour que le malade n'ait pas conscience de la pression exercée. Cette densité du pansement doit être égale dans toute l'étendue du membre. Il faut veiller surtout à ce que la compression ne soit pas moindre au haut du membre que dans tout autre point. J'insiste à ce sujet, parce que les chirurgiens qui ne sont initiés qu'incomplètement à ma méthode, mettant presque toujours moins de ouate vers les confins supérieurs du membre, ne peuvent plus comprimer qu'incomplètement en ce point. Il faut donc que la couche de ouate soit égale partout, et qu'un aide veille à ce qu'elle ne soit pas poussée en haut au delà de la limite assignée, au moment où l'on a fixé la largeur du rouleau de ouate.

Quand on a pris toutes les précautions sur lesquelles je viens d'insister, on peut être sûr que l'air n'arrivera sur la plaie qu'après avoir été débarrassé de tous les corpuscules qu'il peut contenir.

Le filtrage, toutefois, n'est pas assuré pour longtemps, car les nombreuses bandes qui ont servi à fixer le pansement et à le coller contre la peau, ne tardent pas à se relâcher. Il faut donc surveiller le blessé chaque jour, et ne pas croire qu'il n'a plus besoin des soins du chirurgien. Cette surveillance doit être exercée pendant les quatre ou cinq premiers jours. Une fois ce temps écoulé, on peut être à peu près sûr qu'il n'y aura pas à retoucher au pansement. Souvent au bout de vingt-quatre ou quarante-huit heures, on reconnaît que la densité des pièces de l'appareil est diminuée. En pressant le membre, on peut enfoncer les doigts, sans trouver la résistance du premier jour. Dans ce cas, on doit appliquer une, deux ou trois bandes, suivant le degré du relâchement, en exerçant une compression vigoureuse qui, à cette époque, ne peut pas être trop forte, à moins que le chirurgien n'ait une force athlétique. On ne s'arrête que lorsqu'on a rendu à l'ensemble des pièces du pansement la consistance jugée indispensable.

Sans cette surveillance, sans ces précautions sur lesquelles je ne saurais trop insister, le pansement ne tarde pas à devenir insuffisant pour remplir les conditions sans lesquelles l'air n'arrive plus filtré sur la plaie.

C'est pour avoir négligé ces soins que quelques chirurgiens continuent à dire que, sous mon pansement, le pus contracte une mauvaise odeur.

B. *Compression élastique.* — J'attache, comme on le voit, une importance capitale

au filtrage de l'air : mais je ne tiens pas moins
à la *compression élastique* qui, d'abord, n'a
été pour moi qu'un moyen de fixer mon filtre
mais qui, dès le premier pansement que j'enlevai, devint dans mon esprit un agent important de la guérison. Il suffit, en effet,
d'avoir été, une seule fois, témoin du résultat
obtenu par la compression élastique, pour
comprendre l'action physiologique de ce
moyen thérapeutique : quand un membre est
débarrassé du pansement ouaté qui l'a comprimé pendant quinze ou vingt jours, il
apparaît réduit à sa plus simple expression.
En même temps que son volume a diminué,
la peau collée contre les muscles paraît trop
grande pour les recouvrir. Ce qui se traduit
par un dessin de figures variables, formé par
de petites lignes saillantes à la surface du
membre.

M. Esmarch, ayant un jour assisté à une
de mes visites à l'Hôtel-Dieu, comprit de
suite que par la compression avec de la ouate
et des bandes, je produis *l'ischémie* comme
lorsqu'on se sert d'une bande de caoutchouc
dont il nous a appris à nous servir pour opérer

sans être gêné par le sang. Il y a, toutefois, cette différence entre l'ischémie produite par une bande de caoutchouc et celle du pansement ouaté, que la première causerait la gangrène si elle était prolongée plus de quelques minutes, tandis que l'ischémie modérée à laquelle donne lieu la compression avec l'intermédiaire de la ouate, facilite la circulation, au lieu de l'arrêter. Ce n'est donc qu'une apparente et fausse ischémie.

Cette compression élastique du pansement ouaté agit à la manière des bas que l'on emploie pour faciliter le retour du sang vers le cœur chez les gens affectés de varices. Sous l'influence de cet agent, le sang ne stagnant ni dans les vaisseaux de la plaie, ni dans ceux du voisinage, l'hypérhémie et l'inflammation sont prévenues. C'est pour cela que mon pansement est plus que tout autre, favorable à la réunion par première intention. La compression qui prévient la stagnation des liquides dans les vaisseaux de la plaie, devient, par cela même, un agent important de la méthode antiseptique.

C. *Immobilisation des parties lésées par*

le traumatisme. — Il est facile de comprendre que les muscles, vaisseaux et os qui ont été coupés dans une amputation, peuvent être maintenus dans leurs rapports normaux par le pansement que je viens de décrire. Mais, il pourrait arriver que les aides ignorant les inconvénients de la mobilité des divers éléments du moignon pendant que l'on applique la ouate et les bandes, remplissent avec négligence l'office qui leur est confié. S'il en était ainsi, les bords de l'os coupé pourraient blesser les muscles ou de gros vaisseaux ; l'os, au lieu de rester au centre du moignon, pourrait saillir entre les lèvres de la plaie, dans le cas où les parties molles étant poussées en bas par les mains de l'aide, il serait attiré en haut et en avant par les muscles qui le sollicitent dans ce sens. On comprend facilement les suites d'une pareille négligence. Dolbeau, que l'idée de ma méthode avait séduit, y renonça momentanément pour un accident de cette nature :

Ayant pratiqué une amputation de cuisse, en faisant deux lambeaux latéraux, vers la moitié de la longueur du membre, il fit le pansement ouaté qu'il enleva vers le quinzième jour. Il reconnut alors, à sa grande consternation, que la réunion des lambeaux s'étant faite par première intention, le bout du fémur coupé était sorti en avant entre les deux lèvres de la plaie, et ne pouvait plus être ramené au centre du moignon, parce que les lambeaux étaient devenus adhérents à son périoste.

Quand il me fit cette objection, je lui répondis que je regrettais beaucoup pour lui et pour son malade l'accident dont il me parlait, mais j'ajoutai qu'il me faisait grand plaisir en me donnant une nouvelle preuve de l'efficacité de mon pansement qui, dans le cas de Dolbeau, avait permis une réunion par première intention malgré l'interposition du fémur entre les lèvres de la plaie. L'accident ne pouvait pas être imputé à la méthode, mais bien à l'inexpérience du chirurgien et de ses aides. J'ai, en effet, souvent constaté que dans une amputation de cuisse, le moignon est sollicité dans le sens de la flexion sur le bassin. Si pour s'opposer à cette impulsion, on n'agit que sur les parties molles,

3.

en comprimant mollement le membre, l'os a une grande tendance à se porter en avant, changeant ainsi les rapports qu'il doit garder avec les muscles qui ne tenant plus que par leur attache supérieure, peuvent ne pas le suivre, sollicités qu'ils sont en sens inverse par les mains d'un aide inexpérimenté.

Pour prévenir l'accident dont je viens de parler, on doit veiller à ce que les rapports normaux de toutes les parties qui constituent le moignon, soient maintenus par les aides dans une exactitude parfaite, et cette surveillance est indispensable, tant que l'appareil n'a pas acquis la consistance ferme qu'il doit avoir pour assurer la fixité et l'immobilisation sans laquelle on exposerait le malade à des résultats regrettables.

Je n'ai pas besoin d'insister longuement sur les conditions favorables à la réunion par première intention, résultant d'un pansement ouaté qui a été appliqué conformément aux règles que je viens d'indiquer. On dira une chose bien banale en affirmant que la contention exacte est la première condition d'une prompte réunion. Or, cette contention ne peut être mieux assurée que par mon pansement.

D. *Température constante.* — J'ai toujours soutenu que la température constante est favorable à la guérison des plaies ; mais ce n'est pas moi qui l'ai dit le premier. Il y a bien longtemps, j'étais alors élève externe dans le service de Breschet, Jules Guyot, qui était médecin et viticulteur, soutint que, par l'incubation, on met les blessés à l'abri des accidents qui surviennent dans les traumatismes graves. Il avait, en conséquence, inventé une boîte dans laquelle il mettait le membre amputé, qui y était maintenu dans un air chaud. Ces expériences, dont je fus témoin, ne réussirent pas, parce que le fauteur de cette idée lui attribuait une valeur exclusive. Il n'en est pas moins vrai qu'il est utile qu'une plaie ne soit pas soumise à des variations de température, et je ne crains pas d'ajouter qu'une température élevée est très favorable à la cicatrisation. Cette influence de la chaleur a été démontrée par un travail intéressant que M. Georges Martin (1) avait fait dans

(1) Thèse inaugurale, 1873.

le laboratoire de Claude Bernard pour rechercher les conditions favorables à la greffe ani-
male. « Nous avons eu, dit-il, l'idée d'entourer
la partie opérée de couches de ouate, à la
manière de M. Alphonse Guérin, dans le but
d'établir une température élevée. » Un peu
plus loin (page 85) il ajoute : « Dans toutes
les expériences où nous nous sommes servi
du pansement à la ouate, nos opérations ont
eu un résultat heureux; en l'employant nous
n'avions en vue que la température, sans rechercher l'effet de la compression, qui est une
des conditions de réussite pour le pansement. » Il échoua, au contraire, dans la plupart des expériences où il n'eut pas recours à
ma méthode de pansement.

S'il est difficile de maintenir une température constante à l'aide d'appareils de chauf-
fage, rien n'est plus facile au moyen du pansement ouaté, car le coton étant, comme la
laine, un mauvais conducteur de la chaleur,
peut servir à conserver la glace qui, quand
elle est bien enveloppée, se maintient à l'état
solide sans se fondre. Or c'est une preuve
incontestable que le moignon d'un amputé

enveloppé dans la ouate, doit conserver la température qui lui est propre. Je ne sais par quelle distraction un membre distingué de la Société de chirurgie eut l'idée de contester cette proposition.

Ainsi nous pouvons dire que quatre conditions favorables à la guérison des blessés, sont remplies par le pansement ouaté : le filtrage de l'air, la compression élastique, l'immobilisation et la température constante. Il faut ajouter la rareté des pansements.

E. *Situation du moignon.* — Quelque soin que l'on ait pris de bien appliquer le pansement ouaté, il peut arriver que le pus vienne au contact de l'air, si l'on n'a pas donné au moignon une bonne situation. Pour mieux me faire comprendre, je supposerai une amputation de la cuisse, pour laquelle l'inconvénient dont je vais parler est plus fréquent que pour la jambe ou l'avant-bras.

Quand on panse un amputé par une méthode autre que la mienne, on a l'habitude de faciliter le retour du sang vers le cœur, pour s'opposer à l'engorgement des tissus, en donnant au moignon une inclinaison telle que la partie qui tient au corps est plus basse que le reste du membre.

Sa direction représente donc un plan incliné dont le point le plus élevé est l'extrémité libre du moignon. Depuis les travaux de Gerdy (1), nous savons, en effet, l'influence favorable de cette inclinaison sur la guérison de certaines lésions, et nous ne nous étonnons pas que l'on ait tenu compte de cette notion dans le traitement des amputés, quoiqu'il fût peu logique d'élever la partie du moignon par laquelle le sang et le pus devaient sortir. Il est vrai qu'à l'aide d'un drain interposé aux lèvres de la plaie, dans le point devenu le plus déclive, on pouvait depuis quelques années obvier à l'inconvénient qui eût, sans cette précaution, résulté de cette inclinaison donnée au membre.

Quand on a recours à mon pansement, il vaut mieux agir autrement. Je ne crains même pas de dire qu'il est indispensable que la partie déciive soit l'extrémité libre du moignon. Cette situation est commandée par la crainte que le pus venant à se former dans

(1) Thèse pour l'agrégation (Alph. Guérin), 1848.

la plaie, ne trouve dans le plan qui serait incliné de l'extrémité du moignon à la racine du membre, un écoulement trop facile au voisinage du tronc, où, arrivant, il ne manquerait pas de passer sous les bords du pansement pour se faire jour au dehors. Quand cet inconvénient se produit, il se fait entre la peau et la ouate une gouttière le long de laquelle le pus coule incessamment et par laquelle l'air peut pénétrer facilement au fond de la plaie et y porter les corpuscules animés, vibrions de toute sorte, qu'il contient toujours en abondance dans une salle de blessés.

Le pansement, alors, ne remplit plus la condition principale qui résulte du filtrage de l'air et de l'obstacle opposé à la fermentation des liquides sécrétés dans la plaie.

Si le malade guérit, on n'a pas, dans ce cas, le droit d'attribuer sa guérison à ma méthode, parce que le pansement n'a pas été fait suivant les règles que j'ai enseignées.

Cet inconvénient ne peut pas se produire quand l'inclinaison a lieu du tronc vers la partie libre du moignon. S'il se produit du pus, obéissant aux lois de la pesanteur, il s'amoncellera dans la partie la plus basse, d'où il n'aura aucune tendance à se porter vers la partie libre du pansement, puisque, dans ce cas, elle est très élevée par rapport au point où le pus se forme et s'accumule. Il n'y a donc plus de raison pour que le liquide tende à glisser entre la peau et la ouate pour ouvrir un passage à l'introduction dans la plaie de l'air non filtré.

A ceux qui m'objecteraient que je ne tiens aucun compte de l'influence de la pesanteur sur l'engorgement et l'inflammation des tissus, je me contenterai de rappeler ce que j'ai déjà dit de la compression élastique. Nous avons vu, en effet, que, sous son influence, la circulation est rendue plus facile, et qu'elle facilite le retour du sang vers le cœur, à la manière des bas élastiques employés pour combattre la stagnation de ce liquide dans les veines dilatées. La pesanteur est impuissante contre cet effet de la compression produisant presque l'ischémie.

IV. — PHYSIOLOGIE DU PANSEMENT OUATÉ

Ce qui frappe tout d'abord les chirurgiens qui ont l'occasion d'observer les blessés traités par mon pansement, c'est qu'il n'y a ni fréquence du pouls, ni élévation de la température, tandis que, par les anciennes méthodes de pansement, il n'était pas rare de noter 100 ou 110 pulsations le soir du jour de l'amputation, ou le lendemain, puis 110 et 120 les jours suivants.

On constate souvent à la suite de mon pansement que le pouls est normal, ou que s'il y a un peu d'augmentation du nombre des pulsations, ce nombre arrive à peine à 80 ou 90. Il en est de même pour la température qui reste presque toujours à 37° ou 38,5, tandis que par les anciennes méthodes, le thermomètre marquait dès le lendemain 38, 39 ou 40°.

A l'absence de fièvre, il faut ajouter la conservation de l'appétit, ce qui permet d'alimenter le malade dès le premier jour ; tandis qu'autrefois la diète d'un amputé consistait en un peu de bouillon et de lait, et beaucoup de tisane; mes malades, le jour même d'une amputation, mangent autant que la veille et souvent davantage. Cette alimentation ne produit jamais d'élévation de la température; si le pouls s'accélère un peu pendant la digestion, au bout de trois ou quatre heures il reprend son calme normal. Cette fréquence momentanée du pouls ne s'observe-t-elle pas, d'ailleurs, chez les personnes en bonne santé? Il n'est pas rare de rencontrer des jeunes gens, forts et bien portants, qui ont même du frisson après un repas copieux. On reconnaît facilement que cette fréquence du pouls ne sera que momentanée, en constatant par le toucher que la peau est restée fraîche et nullement celle d'un fébricitant.

Quand mes collègues vinrent à l'hôpital Saint-Louis voir les nombreux amputés que je venais de guérir en 1871, pendant la guerre civile de la commune, tous furent frappés par l'air de contentement et de gaieté de ces pauvres gens qui, après avoir échappé à la mort, n'ignoraient pas que des peines sévères les attendaient à leur sortie de l'hôpital. On ne croirait pas, me disait-on, que l'on est dans des salles de blessés !

Voilà ce que l'on observe, quand le pansement réalise toutes les conditions que j'ai indiquées. Ce n'est plus la même chose, dès que le pus arrive au contact de l'air, soit qu'il ait traversé la ouate et les bandes, soit qu'il ait glissé entre le membre et les pièces du pansement.

Nous observerons ces différences encore plus appréciables, si nous étudions ce qui se passe dans la plaie : quand le pansement a été bien fait et bien surveillé ; quand il a été irréprochable, on constate à l'époque où on peut l'enlever, que la plaie a une couleur rouge, vermeille. Cette couleur est d'un rouge plus intense que celui des bourgeons charnus qui se sont produits à la suite d'un autre pansement, je ne l'ai jamais vue que sous le pansement ouaté. Ce n'est pas la nuance des tissus enflammés, c'est celle de chairs très vivantes, qui se développent dans les conditions les plus favorables. Le pus est d'une consistance crémeuse, sans odeur, et d'une bonne couleur jaunâtre. J'affirme qu'il est sans odeur, parce que j'ai beaucoup étudié cette question, pour savoir si je ne m'étais pas fait illusion, et si les chirurgiens qui affirment que les blessés pansés par ma méthode répandent une mauvaise odeur, ont raison contre moi qui affirme le contraire.

Si vous prenez la totalité de la ouate qui contient une grande quantité de pus, il sort de cette masse des émanations chaudes qui, assurément, ne sauraient constituer un parfum. Mais il n'y a rien de l'odeur putride. C'est l'*odeur de la bête*, ai-je souvent dit, et c'est vrai. Un réaliste qui ne vivait pas de nos jours, a dit cette phrase grossière : « Les rois et les reines fientent aussi bien que les nobles dames. » On peut dire que les gens les plus propres ont mauvaise odeur dès qu'ils restent quelques jours sans se laver. Qui ne sait combien sont repoussantes les émanations qui proviennent de certaines parties de notre corps ? Il ne faut donc pas s'étonner qu'une substance qui est restée pendant deux ou trois semaines en contact avec la peau humaine, ne soit pas complètement inodore. Mais j'affirme que ce n'est pas une odeur putride, pas plus que celle qui provient de ces animaux que d'autres peuvent suivre à la piste. Ce n'est pas poétique, mais c'est vrai, l'homme qui ne se lave pas, ne sent pas bon.

J'ai fait bien des expériences à ce sujet, et quand au lieu d'examiner du pus qui était resté en contact avec le corps humain, j'en trouvais en grande quantité dans de la ouate où je l'avais tenue renfermée pendant quinze jours, il n'y avait pas la moindre odeur. J'ai fait une autre expérience qui m'a paru également très concluante : un homme affecté d'une carie des os du pied, étant entré dans mon service, je lui appliquai un pansement ouaté avec les précautions ordinaires ; puis j'en fis autant pour son autre pied qui était parfaitement sain. Peut-être, pourtant, le second pied fut-il lavé un peu moins soigneusement que celui qui était malade. Au bout de vingt-cinq jours, quand nous voulûmes enlever le pansement, nous ne savions plus quel était le pied malade. Je priai alors les élèves du service de le reconnaître à l'odeur. Les avis furent alors très partagés, mais à une grande majorité, on désigna le pied sain comme étant celui dont les émanations étaient le plus prononcées.

Dès que le pus a été au contact de l'air, il acquiert des caractères de putridité que l'odeur dénote. On comprend bien que cela se produise dans la plaie et même à la surface des pièces du pansement, qui ont été traversées par le pus, parce que le liquide subit alors longuement l'influence des ferments atmosphériques ; mais ce qui surprend surtout, c'est d'observer que du pus qui a été inodore, tant qu'il est resté sous le pansement, contracte presque instantanément une odeur de putridité, dès qu'on le laisse quelques minutes seulement au contact de l'air ; on dirait que, destiné à devenir putride, il tient à réparer le temps perdu. Ce qui est incontestable, c'est que la putridité se produit alors dans le pus conservé à l'abri des microbes, bien plus vite que dans du pus sécrété récemment.

L'absence de putridité dans la plaie s'observe même lorsque l'on y a enfermé des tissus mortifiés. J'ai pu faire cette observation un assez grand nombre de fois, chez des malades

qui ayant eu des membres broyés et gan-
grénés dans une certaine étendue, étaient
pansés par ma méthode. Les chairs, atteintes
dans leur vitalité, se détachaient sous la ouate,
se mêlaient au pus dans lequel elles bai-
gnaient, et, quand au bout d'un temps souvent
fort long, on enlevait le pansement, on les
trouvait dans un état tel qu'il eût été, si on les
avait gardées, dans un liquide conserva-
teur.

Quand de la ouate a été appliquée sur une
large plaie, surtout quand elle a été interposée
entre les os fracturés et les parties molles, il
n est pas rare qu'il en reste des fibrilles adhérentes à la plaie. La conduite à tenir dans ce
cas est la suivante : on cherche à enlever ces
fibrilles par un lavage à grande eau (de l'eau
antiseptique, bien entendu), que l'on répète à
diverses reprises ; si l'on est sûr de les saisir
avec une pince sans toucher les bourgeons
charnus, on doit les enlever de cette manière ;
mais si elles résistent au lavage et même à
une traction douce, il ne faut pas insister. Il
vaut mieux les laisser dans la plaie que de
s'exposer à ouvrir de petits vaisseaux dont

le sang deviendrait une cause de retard pour la cicatrisation.

Cette ouate disparaît bientôt, soit qu'elle finisse par se mêler au pus, soit qu'elle disparaisse par l'absorption. Je ne puis rien affirmer, mais je tiens à constater qu'il n'y a nul inconvénient à ne pas l'enlever, bien entendu lorsqu'il n'y a que quelques-uns de ces filaments de ouate que l'on prendrait facilement pour des fibres aponévrotiques dissociées.

Un des plus grands avantages de ma méthode de pansement résulte de la rapidité avec laquelle les os se recouvrent de bourgeons charnus. Cette tendance à la guérison des os enveloppés de ouate est telle, que même ceux qui ont été dénudés, dépouillés de leur périoste, bourgeonnent et se cicatrisent promptement. C'est à cause de cela que les chirurgiens les plus enthousiastes du pansement de Lister ne tarderont pas à l'abandonner pour le mien, dans les cas de fractures graves compliquées de plaie.

Je dirai plus tard les ressources que l'on peut attendre du pansement ouaté, lorsque des membres ont été broyés par des machines.

Tous les chirurgiens qui m'ont dit l'avoir employé pour ces accidents m'ont affirmé que les résultats leur ont paru merveilleux.

V. — MODIFICATIONS PROPOSÉES

On se résigne difficilement à accepter la découverte d'un homme vivant. C'est, je suppose, à cette tendance de l'esprit humain qu'il faut attribuer les modifications que quelques chirurgiens ont proposées à ma méthode de pansement.

A. *Bandes silicatées*. — Comme si la ouate et les nombreuses bandes que j'emploie n'étaient pas suffisantes pour donner à la partie blessée assez de consistance et de solidité, on a proposé d'ajouter des bandes silicatées par dessus, comme pour le traitement d'une fracture.

Si les chirurgiens qui ont proposé cette modification avaient bien voulu étudier un peu mieux et expérimenter plus longtemps le pansement ouaté tel que je l'ai institué, ils n'auraient pas tardé à reconnaître que leur innovation ne peut avoir que des inconvénients.

Il ne faut pas, en effet, avoir une grande expérience pour reconnaître que la ouate, par son élasticité, oppose une certaine résistance à la compression, mais qu'avec le temps, cette élasticité diminuant, l'appareil se relâche. Il faut alors que le chirurgien, pour maintenir le degré de compression indispensable, ajoute de nouvelles bandes, ce qu'il ne pourrait pas faire s'il avait recouvert la ouate d'un bandage inamovible.

J'ai dit le rôle de la compression dans ma méthode de pansement; ce n'est pas seulement en immobilisant les os et les parties molles, en maintenant leurs rapports respectifs qu'elle agit, mais aussi par l'ischémie qu'elle produit et par l'obstacle à la congestion et à l'inflammation. L'application d'un appareil silicaté s'opposant à ce que la compression s'exerce d'une manière suffisante, ne peut être que nuisible. Elle est encore nuisible en ne permettant pas de veiller à ce que la ouate soit exactement appliquée sur la peau de manière à ne pas permettre aux corpuscules de l'air de parvenir jusqu'à la plaie en se glissant sous les bords du pansement.

Je ne suis pas surpris qu'à Lyon où cette innovation si peu rationnelle a été pratiquée, on n'ait pas obtenu les mêmes résultats que moi. Ni les guérisons, ni les insuccès de cette chirurgie ne peuvent être mis au compte de ma méthode.

Par l'application d'un appareil inamovible sur le pansement ouaté, on se prive de la compression, du filtrage complet de l'air, et, ce qu'il y a de plus curieux, de l'immobilisation pour laquelle on a dû surtout imaginer l'addition des bandes silicatées. Ces bandes, en effet, font une cuirasse qui s'oppose bien aux chocs extérieurs, mais en s'opposant à ce que l'on mette au bout de quelques jours les nouvelles bandes qui sont indispensables pour assurer la compression, elles laissent les parties divisées incomplètement maintenues.

Il n'est donc pas douteux que cette innovation n'est propre qu'à s'opposer aux bons effets du pansement ouaté. Si elle a des inconvénients graves, elle est d'une inutilité absolue. Le pansement ouaté assure une immobilisation des os et des parties molles bien plus sûrement que ne peut le faire toute autre méthode.

J'ai souvent montré dans des cas de résection, où dix et douze centimètres d'os avaient été enlevés, qu'après l'application des bandes qui compriment la ouate, on était dans l'impossibilité de fléchir le membre au point où l'opération avait été pratiquée.

Drainage. — Quand Chassaignac imagina de drainer les plaies, je fus un des premiers à reconnaître le mérite et les avantages de son invention. En s'opposant au croupissement du pus et en facilitant son écoulement, les drains préviennent, dans une certaine limite, les accidents que l'on observait presque constamment avant que j'eusse fait connaître le rôle des ferments contenus dans l'atmosphère. Mais, avec le pansement ouaté, trouvent-ils une utile application? Je n'hésite pas à dire non.

Les drains inventés par Chassaignac, sont des tubes de caoutchouc, percés d'un grand nombre de trous dans toute leur longueur; ils sont donc mous et la moindre compression applique leurs parois l'une contre l'autre. Si leur mollesse est une condition favorable qui diminue les inconvénients d'un corps étranger dans une plaie, le peu de résistance qu'ils offrent à la compression, fait qu'ils sont faciles à obstruer. Les chirurgiens qui ont cru avoir modifié heureusement mon pansement en y ajoutant le drainage, n'ont pas assez tenu compte des difficultés du fonctionnement des drains sous la compression dont on ne peut se priver, sans faire perdre au pansement ouaté un de ses plus précieux avantages.

Quelques chirurgiens l'ont compris, et ils ont eu recours à des drains solides. Mais il n'est pas indifférent d'introduire dans une plaie un corps étranger à parois résistantes, qui est une cause permanente d'irritation et qui peut même, dans un mouvement inopportun, rompre une suture, ou blesser les lèvres de la plaie.

Que l'on ait recours au drainage dans le pansement de Lister ou dans tout autre, je ne m'y oppose pas. Je crois même que le plus souvent il est d'une grande utilité, mais dans ma méthode de pansement, il aurait plus d'inconvénients que d'avantages.

Je ne parle pas de la modification dans

laquelle le tube traverse le pansement et vient faire saillie au dehors. Dans ce cas, ce qui peut arriver de plus heureux, c'est que le drain soit obstrué, car s'il ne l'était pas, il mettrait la plaie directement en communication avec l'air extérieur chargé des poussières dans lesquelles se trouve le poison que le pansement est destiné à écarter.

Le drainage que l'on fait avec plusieurs crins constituant un petit faisceau, pourrait seul être employé sans inconvénient.

Quand je redoute que le pus s'accumule au fond d'une plaie, je m'oppose à son croupissement en introduisant dans le point le plus déclive une mèche de ouate dont les fibrilles fonctionnent à la manière d'un drain, et qui peut être impunément comprimée, parce que la ouate oppose à la compression une élasticité en vertu de laquelle le passage d'un liquide reste toujours possible.

C. *Ouate salicylée.* — C'est, je crois, en Allemagne que l'on a eu l'idée de se servir de ouate salicylée. Les inventeurs de cette innovation ne sont certes pas des adversaires de mes idées sur le rôle que les ferments de l'air 'ouent dans la production de la septicémie. Je ne vois aucun inconvénient à ce que l'on se serve de la ouate salicylée, bien qu'elle me paraisse comme feutrée et moins apte à se laisser imbiber par les liquides avec lesquels elle est mise en contact. Mais il ne faut pas donner à cette préparation de la ouate une importance qu'elle n'a pas. Sans doute, les chirurgiens qui ont pansé l'empereur d'Allemagne, ont dû être heureux de pouvoir modifier, en apparence du moins, la méthode d'un chirurgien français, mais quelle différence peut-il bien y avoir entre la ouate salicylée et la ouate dont je me sers?

Au moment où je vais mettre la ouate sur la plaie, je fais un lavage à grande eau avec une solution d'acide phénique au vingtième, dont une partie reste dans les interstices de la plaie et dont une autre baigne la surface de la ouate. La ouate n'est-elle pas ainsi rendue antiseptique? Je ne doute pas que la ouate antiseptique n'a pas le moindre avantage sur la ouate ordinaire qui met sûrement à l'abri de l'infection purulente et de l'érysipèle, quand le pansement est fait avec les précautions et le soin qui sont malheureusement trop négligés par les gens qui se contentent d'à peu près.

D. *Quantité insuffisante de ouate.* — J'ai toujours insisté sur la nécessité d'une quantité de ouate qui permette d'user d'une grande force pour exercer une vigoureuse compression, sans exposer les tissus à être mortifiés. Plus on met de ouate et plus, il faut bien l'avouer, le pansement est difficile ; plus on met de ouate et plus il faut mettre de bandes. Si, en effet, on mettait beaucoup de ouate et peu de bandes, la compression étant insuffisante, les tissus pourraient se tuméfier, s'hyperhémier, et le bandage ne répondrait à aucune des conditions qu'il doit remplir.

Quelques chirurgiens qui ne partagent pas complètement mes croyances, et qui ne connaissent le pansement ouaté que d'après des descriptions qui ne suffisent pas pour le bien faire connaître, ont l'habitude de l'appliquer d'une manière insuffisante. Quand ils ont enveloppé le membre blessé d'une couche de ouate qu'ils recouvrent d'une ou deux bandes, ils se figurent qu'ils ont fait mon pansement!

Aussi s'étonnent-ils de m'entendre soutenir que le pus qui se forme dans une plaie pansée par ma méthode, ne devient pas putride. Pour eux le pus nécessairement doit répandre une odeur infecte.

Les meilleurs esprits ont admis cette putridité du pus sous le pansement ouaté. Ainsi, mon ami, le professeur Verneuil qui en toute occasion, a vanté les avantages de ma méthode, admet que le pus renfermé sous la ouate, répand une odeur infecte. Voici ce qu'il dit dans un travail communiqué à Lyon en 1872 (1).

« Quelle que soit l'épaisseur des ouates en-
« tassées, le bandage au bout de quelques
« jours, exhale une odeur désagréable, le pus
« qui baigne la plaie est d'une extrême fétidité
« il renferme en quantité des vibrioniens et
« des bactéries ; donc la putridité existe dans
« les profondeurs du pansement, et si les
« germes du dehors sont arrêtés au passage,
« ceux du dedans sont emprisonnés et for-
« ment à la blessure une atmosphère cons-
« tante. »

(1) *Congrès médical de France*, IVᵉ session.

Si M. Verneuil dont la bienveillance et la bonne foi sont appréciés de tout le monde, parle ainsi, c'est qu'il est bien convaincu que le pus se décompose sous mon pansement. Il a raison, il se décompose, mais seulement lorsque la plaie a été pansée autrement que par moi. Sans doute au commencement de l'application de ma méthode, je dus, plus d'une fois, faire ces pansements comme en font ceux de mes confrères qui ne se sont pas appliqués à remplir les conditions que je crois indispensables; mais il ne faut pas raisonnner d'après les pansements qui ont été mal faits dès le premier jour, et d'après ceux qui n'ont pas été suffisamment surveillés.

Il ne suffit pas qu'un chef de laboratoire trouve des vibrions dans le pus d'un pansement ouaté pour que l'on soit autorisé à dire que c'est la règle. Je n'hésite pas à dire qu'on n'en trouve que lorsque le pansement ne remplit pas toutes les conditions indiquées par moi, soit qu'il n'y ait pas eu assez de ouate pour qu'une compression suffisante soit exercée, soit que la ouate existant en grande quantité, n'ait pas été comprimée d'une manière permanente.

Mes pansements ont été vus par M. Pasteur et par M. Gayon, qui était alors son collaborateur. Ces messieurs tenaient à s'assurer de l'exactitude de ma manière de voir sur la production de la putridité dans le pus.

M. Pasteur qui, à cette époque, entendait dire, pour la première fois, que les germes ou ferments qu'il avait vus dans l'air, sont les agents producteurs d'une maladie, examinait le pus de mes pansements avec un soin tout particulier. J'avais dit que le pus ne subit pas la décomposition putride, il rechercha l'existence des vibrions, indice de la putridité, et ni lui, ni M. Gayon n'en découvrirent dans leurs nombreuses visites à l'Hôtel-Dieu. Ils constatèrent que le pus se transforme en une émulsion graisseuse dans laquelle on voit souvent à l'aide du microscope, des cristaux ou aiguilles qui, parfois, acquièrent de grandes dimensions.

Dès 1871, Hervey, un de mes internes, indiquait dans le travail qu'il publia (1) sur

(1) *Archives de médecine.*

le pansement ouaté, l'état du pus qui ne ressemblait en rien dans mon service à ce que mon ami Verneuil a décrit. Voici comment Hervey s'exprime : « Le pus a une couleur très variable suivant les qualités du pansement. Celui-ci a-t-il toujours été exactement appliqué, le pus que l'on examine est jaunâtre, crémeux, soluble, sans odeur repoussante, ni même désagréable ; l'odeur n'est pas comparable à celle de la même plaie exposée à l'air. L'un de nos blessés avait le deltoïde enlevé presque entièrement par un éclat d'obus ; d'abord pansée à la ouate, sa plaie, de sanieuse qu'elle était, se couvrit rapidement de bourgeons charnus vivants ; l'écoulement du pus sur la paroi thoracique y déterminait des excoriations assez étendues. Le malade voulut, malgré tous les avis, être débarrassé de son pansement à la ouate. On eut recours à l'occlusion avec le diachylon, aux applications d'eau chlorurée. L'odeur devint si intolérable que le blessé réclama la ouate avec instance ; il était temps d'ailleurs, car avec l'exposition à l'air, étaient survenus chez lui des accidents d'hecticité, qui se sont amendés depuis la réapplication de l'appareil ouaté, mais n'ont pas encore disparu (septembre 1871).

x Si le pansement, au contraire, a été défectueux, la couleur du pus contenu dans l'appareil devient jaune pâle, grisâtre, gris sale, noirâtre comme de la boue, et l'odeur prend les caractères les plus nauséabonds et les plus infects. Cette différence d'odeur est frappante. Avant d'ouvrir un pansement ou bien en découvrant le moignon d'un malade, on peut dire que le pus passe ou ne passe pas au dehors, que le pansement est défectueux ou parfait; il y a là quelque chose de difficile à exprimer, mais qui existe certainement.

« Il était intéressant d'examiner au microscope la constitution du pus dont la présence prolongée au contact d'une plaie était si peu importune à celle-ci. M. le docteur Hayem a bien voulu venir faire à l'hôpital Saint-Louis l'examen immédiat du pus contenu dans les appareils de trois opérés. Il s'agissait d'amputés auxquels leur appareil était renouvelé pour la deuxième ou troisième fois, après un intervalle de temps très différent pour chaque cas ; ces malades se levaient toute la journée, et leur appareil était moins surveillé que s'il se fût agi d'un premier pansement.

« M. Hayem nous a fait d'abord voir la rareté des globules purulents qu'on aurait pu, pour ainsi dire, compter. Ceux-ci nageaient dans un liquide contenant un nombre considérable de granulations graisseuses. Il comparait le résultat de son examen à celui qu'on obtient en examinant le contenu d'un abcès par congestion en voie de guérison. Un certain nombre de vibrions existaient dans les diverses préparations qui ont été faites ; mais, à plusieurs reprises, M. Hayem a dit à M. Guérin qu'il en trouvait relativement beaucoup moins que s'il s'agissait d'un pus ayant subi pendant un certain temps le contact de l'air.

« Depuis, mon collègue Renault (1) s'est chargé de l'examen du pus contenu dans le premier appareil d'un amputé de cuisse, que l'on a renouvelé au bout de vingt-cinq jours. Voici la note de M. J. Renault : « Le pus

______

(1) Aujourd'hui professeur à la Faculté de médecine de Lyon.

examiné a été recueilli sur un opéré de vingt-sept jours, amputé de cuisse et pansé à la ouate. Il est crémeux, d'un jaune pâle et tout à fait soluble.

« Examiné immédiatement au microscope avec un grossissement de 400 diamètres (obj. 7, ocul. 1 de Vérick), le liquide purulent s'est trouvé composé de globules blancs granuleux, tout aussi nombreux et aussi altérés que dans le pus d'un abcès chaud par exemple. En ajoutant du picrocarminate d'ammoniaque, le noyau d'un très grand nombre d'entre eux se colorait par le carmin, et l'on voyait autour de ce noyau une légère zone granuleuse formée par le protoplasma.

« Le plasma du pus dans lequel nageaient ces globules, était constitué par un liquide tenant en suspension une multitude de granulations sphériques, réfringentes, d'une finesse extrême, et ne dépassant pas le volume de celles amassées autour du noyau des globules blancs avec lesquelles elles m'ont paru tout à fait identiques. L'iode est absolument sans action sur elles ; mais il est facile de transformer le protoplasma granuleux des

globules aussi bien que les granulations libres
en gouttelettes de graisse volumineuses, en
ajoutant une goutte de chloroforme à la préparation. On voit alors dans le sérum une
foule de granulations se précipiter vers un
point central et se fondre en une grosse goutte
de graisse. Dans les globules, la même chose
se produit : le chloroforme y détermine rapidement l'apparence d'un corpuscule de Glüge
qui ne tarde pas à se désagréger.

« Il résulte de cet examen que le sérum
est, dans ce cas, rempli de granulations très
fines résultant de la désagrégation des globules blancs du pus le plus ancien (dégéné-
rescence granuleuse). Dans cette masse ont
été versés sans cesse depuis, de nouveaux
globules qui s'y sont remarquablement conservés.

« Je n'ai rencontré dans le pus ainsi examiné
aucune trace d'organismes inférieurs, vivants
ou morts. Les seules matières étrangères aux
éléments normaux du pus étaient des globules
rouges du sang plus ou moins déformés et
réunis ordinairement par petits amas. Leur
présence dans le pus d'un moignon d'amputé

s'explique naturellement. » (Hervey, *Arch. de méd.*)

Ces deux examens consciencieusement faits donnent l'explication des opinions contradictoires émises au sujet de la constitution du pus sous un pansement ouaté ; les malades examinés par M. Hayem avaient déjà été pansés après un intervalle de temps variable. Ils se levaient toute la journée, et leur appareil était moins surveillé que s'il se fût agi d'un premier pansement. En faisant cette remarque M. Hervey nous indique bien clairement que chez ces malades le pansement ne devait plus remplir les conditions indispensables pour que les résultats soient conformes à la théorie. C'était ce qui se passe dans la plupart des services d'hôpital où l'on attache peu d'importance à ce que l'air soit filtré.

L'amputé dont M. Renault a examiné le pus, était au contraire dans d'excellentes conditions. Il était dépansé pour la première fois, et la gravité de l'opération qu'il avait subie, avait commandé une surveillance de tous les jours. Aussi chez ce malade on ne trouve dans le pus *aucune trace d'organismes infé-rieurs*, vivants ou morts ; tandis que chez les blessés examinés par M. Hayem, qui se levaient toute la journée, qui devaient nécessairement déplacer leurs bandages, et que l'on ne croyait plus devoir surveiller activement, des vibrions en certain nombre existaient dans le pus.

Pour peu que l'on use de sévérité dans le jugement porté sur cette question, on sera amené à penser que si un homme, comme M. Renault, dont l'habileté n'est contestée par personne, ne trouve pas de vibrions vivants ou morts dans le pus d'un blessé pansé à la ouate, il faut que le pansement n'ait pas été fait suivant les principes posés par moi, quand on en trouve.

M. Renault n'a pas, du reste, été le seul à porter ce jugement sur le pus du pansement ouaté. Sauf le cas dont j'ai parlé, et dont MM. Gosselin, Pasteur et Larrey furent témoins, et qui ne ressemblait en rien à un pansement bien fait, MM. Pasteur et Gayon n'ont jamais trouvé de vibrions ou autres corpuscules analogues aux ferments, dans le pus des blessés que j'ai dépansés devant eux. M. Gayon comparait le résultat de cet examen à ce qu'il avait observé en étudiant les œufs qui n'avaient subi aucune trace de décomposition putride.

Ce que j'ai vu en enfermant du pus dans de la ouate, avec les précautions nécessaires pour m'assurer que ce liquide n'avait pas été en contact direct avec l'air chargé de corpuscules étrangers, prouve d'ailleurs péremptoirement que ma méthode de pansement met le pus infailliblement à l'abri de la putréfaction.

M. Pasteur avait prouvé avant mes travaux que du bouillon et de l'urine ne fermentent pas, lorsqu'ils sont renfermés dans un vase où l'air ne peut entrer qu'en se filtrant à travers la ouate. Si ce savant dont notre pays s'honore avec raison, avait imaginé et prouvé, comme je l'ai fait, que les maladies miasmatiques, désignées sous les noms d'infection purulente et d'infection putride, sont engendrées par les ferments qu'il a découverts dans l'atmosphère, on ne discuterait plus cette opinion qui serait admise par tout le monde. Je re-

connais trop tard que j'aurais dû publier ma
découverte moi-même et ne pas m'exposer à
ce que l'on prît ma réserve pour un manque
de conviction.

C'est pourtant le contraire qui m'a fait
garder le silence, quand j'ai lu dans les journaux et dans les thèses la critique de ma méthode. Je gardais le silence un peu par dédain,
et beaucoup parce que je sais qu'un jour,
surtout quand je ne serai plus de ce monde,
on reconnaîtra que je n'ai avancé que des
faits démontrés aussi sûrement que ·peuvent
l'être des théorèmes de géométrie.

Souvent la critique est venue des hommes
les plus éminents et pour qui j'avais la plus
vive amitié. J'ai parlé de Verneuil qui, ne
manquant jamais l'occasion de me louer de
ma découverte, a nié que le pus de mes blessés pût être inodore et dépourvu de vibrions.
Broca, qui fut toujours pour moi un ami sin-
cère, me rendait justice avec une bienveillance
dont j'étais très touché, et pourtant dans la
thèse de M. Mellié (1), faite sous son inspiration, je trouve une critique de mes opinions

(1) Mellié, thèse de 1874.

sur l'action dépurative du filtrage de l'air. Je citerai le passage tout entier pour que l'on comprenne bien avec quelle facilité on glisse, quand on s'engage sur la pente de la critique, croyant avoir trouvé mieux que ce qui a été fait.

« Le pansement ouaté réussit dans un grand nombre de cas. Facilement applicable sur les membres et même sur les grandes plaies du sein (amputation, ablation de tumeurs), il agit, le doute n'est pas possible; mais faut-il en rapporter, comme M. Guérin, tout l'honneur à l'occlusion, à la filtration de l'air, à l'impossibilité où se trouvent les germes d'être en contact avec une surface dénudée; ou faut-il chercher ailleurs les causes de son succès? La théorie panspermique, théorie où la philosophie a peut-être plus de part que la chirurgie, et qui a entraîné et entraîne encore des débats trop passionnés pour qu'on puisse la juger sûrement, n'est pas seule responsable du succès. Je ne veux pas nier complètement le rôle des germes, et, cependant, j'ai encore présent à la mémoire un cas qui semble être en désaccord avec la théorie. A la suite de l'extirpation d'un séquestre du fémur, M. Broca, à l'hôpital des cliniques, fut obligé, malgré le pansement ouaté et la précaution qu'il avait prise, de *remplir la plaie avec un tampon de charpie* imbibée d'alcool phéniqué, de lever l'appareil le surlendemain de l'opération. Des frissons répétés et intenses, une fièvre violente ne lui laissaient aucun doute sur la nature de l'accident. La plaie, mise à nu, il put constater *de visu* une suppuration abondante et infecte, source de la septicémie. Mais alors comment donc la ouate agit-elle? Elle agit par l'occlusion, je l'avoue, mais *surtout* par la compression et par l'anémie qui en est la conséquence et entraîne forcément avec elle un retard de l'inflammation et sa répartition sur un espace de temps plus long (1). »

Voilà donc une condamnation formelle de la théorie du filtrage de l'air que l'auteur désigne sous le nom d'occlusion. Si Broca m'avait fait cette objection, je l'aurais facilement convaincu que sa critique n'était nullement fondée. Je la discute aujourd'hui parce que j'aime mieux discuter les arguments d'un ami

(1) Thèse de Mellié, notes 6 et 7.

que ceux des gens qui, de parti pris, ne veulent pas que j'aie raison. En lisant cette thèse, je me demande par quelle aberration Broca, si merveilleusement doué sous le rapport de l'intelligence, ne s'est pas aperçu que si son malade avait eu des accidents de septicémie, c'était justement parce qu'il n'avait pas fait mon pansement. Que dit, en effet, M. Mellié? « Malgré le pansement ouaté et la précaution qu'il avait prise de *remplir la plaie avec un tampon de charpie imbibée* d'alcool phéniqué... »

Mais je n'ai jamais mis de charpie sur les plaies que je panse avec la ouate! Le jour où je sus qu'il y a dans l'air des myriades de corpuscules qui sont des poisons pour les blessés, je compris que si l'on voulait en cueillir en grande quantité, il n'y aurait pas d'agent plus favorable que la charpie qui, faite par les malades, reste pendant des heures entières exposée à l'air avant d'être employée. Si je crois qu'il est inutile de salicyler la ouate, je ne doute pas que la charpie, par ses fibrilles qui, après avoir été étendues sur un lit, sont ensuite rapprochées par la main qui en fait une masse, agit à la manière de ces corps que l'on étend sur un tapis pour en mieux enlever la poussière qui le couvre (1). En remplissant la plaie avec un tampon de charpie, Broca renfermait des milliers de vibrions, et son élève part de là pour dire que ce n'est pas par le filtrage de l'air que mon pansement guérit les blessés ! Si je voulais transmettre l'infection purulente dans une expérience, c'est ainsi que je traiterais l'animal sur lequel j'expérimenterais.

C'est toujours d'après des observations pareilles que l'on a pu incriminer ma méthode. C'est l'insuffisance des attaques qui m'a fait garder le silence que l'on m'a reproché. Ce n'est qu'autour des idées fausses qu'il faut battre la caisse pour leur donner la vogue que l'avenir doit dissiper. Si quelque attaque de valeur avait été dirigée contre ma méthode, j'aurais répondu. J'ai compté sur le temps pour en faire raison, me réservant de dire ce que j'en pense, quand le moment serait venu.

(1) On sait que les valets de chambre expérimentés jettent sur les tapis des appartements les feuilles du thé infusé, pour en enlever la poussière, et balaient ensuite.

Si ma théorie du pansement ouaté n'avait
pas été aussi complète ; si j'avais laissé quelque chose à glaner à ceux qui ont eu recours
à mon pansement, ma méthode aurait trouvé
plus de défenseurs. J'ai dit, dès le premier
jour, que le filtrage de l'air, la compression
élastique, l'incubation, la rareté des pansements et l'immobilisation concourent à la
guérison. On ne pouvait pas avoir de doute
à ce sujet, Hervey l'avait imprimé dans les
travaux qu'il fit en 1871 et en 1874 sous mon
inspiration. Je le rappelais dans les notes que
je lus en 1874 à l'Académie des sciences, ce
qui n'empêchait pas que je visse imprimer
dans divers travaux que j'avais donné une
explication insuffisante du mécanisme du pansement ouaté qui doit, disait-on, son efficacité à la compression.

M. Gosselin, rapporteur de la commission
du prix Monthyon à l'Institut, allait plus loin :
Ce n'est pas, disait-il, en empêchant les vibrions d'arriver sur la plaie que le pansement
ouaté préserve les blessés de l'infection purulente ; et, sans s'apercevoir qu'il s'attribuait ce
que j'avais dit dans mes notes qu'il jugeait en

qualité de rapporteur de la commission, il faisait jouer un rôle important à la *compression, à la rareté des pansements*, etc., etc.

On verra plus loin, à l'article : *Théorie des miasmes et ferments*, que mon éminent collègue, après avoir étudié en 1879 l'influence de certains agents sur le nombre plus ou moins grand de vibrions, arrive à cette conclusion (qu'il eût repoussée en 1874) que sous l'influence des agents antiseptiques, employés par les chirurgiens, la putridité est plus ou moins retardée et même empêchée.

E. *Bandage de Scultet avec la ouate.* — Quelques chirurgiens ont eu l'idée que mon pansement peut être remplacé par un bandage de Scultet fait avec de la ouate. Ceux-là paraissent donner une importance trop exclusive au filtrage de l'air. Je ne peux pas partager leur opinion, car un bandage ouaté sans compression sera toujours insuffisant. S'il filtre l'air, ce qui à la rigueur est possible, il laissera les tissus blessés dans un état d'expansibilité favorable à l'évolution de l'hyperhémie, et par conséquent, opposé au but que j'ai visé en inventant ma méthode de pansement. Je ne saurais trop répéter que ceux qui veulent modifier, sans s'être bien pénétrés de mes idées, ou sans les partager, s'exposent à des accidents qu'ils éviteraient en se contentant de faire comme je l'ai enseigné. M. Vedrènes qui a suivi longtemps mon service, et qui a été témoin des tentatives faites par quelques chirurgiens pour tâcher d'avoir une méthode à eux, en se contentant de faire plus mal que moi, s'est élevé dans son travail contre cette tendance qui tient à une faiblesse de l'esprit humain : « On ne saurait trop recommander, dit-il (1), de se familiariser avec le maniement du pansement ouaté, qui exige une certaine pratique, et ne réussit bien qu'autant qu'il est appliqué avec art et méthode et par des mains exercées. Il importe, en effet, à son succès, qu'il soit employé non avec répugnance ou indifférence, mais avec confiance, désir de le faire réussir et dans les conditions qui assurent le mieux ce résultat. On se souviendra que le grand pansement offre seul de sérieuses ga-

(1) Vedrènes, *Études sur le pansement ouaté au point de vue de la chirurgie d'armée*, page 50.

ranties contre les grands accidents septiques des plaies. Non qu'il soit absolument de rigueur pour certaines blessures peu étendues, des doigts et des orteils, par exemple, si fréquentes à l'armée, mais il l'est pour les vastes traumatismes, amputations, résections, fractures compliquées des membres, plaies articulaires, surtout comme première application, jusqu'à ce que les os dénudés soient recouverts de bourgeons charnus. Alors, seulement, il est permis, sans trop d'inconvénients, de mettre moins de ouate, ou de changer le mode de pansement. On se défiera des pansements incomplets où l'on vise à une économie intempestive de ouate. Ces bandages défectueux *ne permettent pas une compression suffisante*, sans exposer *à la douleur, à l'étranglement, à l'inflammation, au sphacèle. Sous ces pansements, la suppuration est plus abondante, le pus arrive prématurément à l'extérieur, s'altère, exhale une odeur plus ou moins fétide, et acquiert des propriétés nocives* qui rendent urgent le renouvellement de l'appareil. De sorte que, tout bien considéré, il y a plus d'économie de ouate, de temps, et il y a plus de sécurité pour le blessé avec un bandage complet susceptible de rester appliqué de vingt-cinq à quarante jours, qu'avec un demi ou un quart de pansement qu'il faudra renouveler tous les quatre à cinq jours, et exposer la plaie aux dangers du contact infectant de l'air. »

F. *Remplacement de la ouate par d'autres substances*. — 1° *Par la tourbe* : depuis la découverte que j'ai faite du mode de production de l'infection purulente et de l'érysipèle, les chirurgiens se sont ingéniés à trouver un pansement qui ne fût pas le mien et qui agît dans le même sens. Je ne saurais énumérer toutes les tentatives qui ont été faites en Allemagne, en Angleterre et en Amérique.

Au moment où j'écris, il me tombe sous la main une *Etude sur le pansement à la tourbe*, par le Dr Neuber. Neuber a expérimenté ce pansement à la clinique d'Esmarch, à Kiel. Voici en quoi il consiste : on place sur la blessure un ou deux sacs de gaze, remplis de tourbe en poudre, et on les fixe avec des bandes.

Avant l'application, on humecte la gaze et

la poudre avec une solution de sublimé au
millième; le pansement est laissé en place
pendant huit ou dix jours pour les plaies simples, et quatre ou six semaines pour les grandes opérations.

Voici la statistique des opérations faites à
la clinique d'Esmarch, du mois de septembre
1881 au mois de mai 1882 :

    32 Résections.
    28 Grattages d'os et d'articulations.
    30 Grandes amputations et désarticulations.
    36 Extirpations de tumeurs.
    16 Ablations de séquestres.
    20 Ouvertures d'abcès et grattage.
    30 Blessures et différentes opérations.

Sur les 212 opérés, il n'y en eut que 3 qui
moururent, et ils succombèrent à des complications tout à fait étrangères au mode de pansement.

Je ne pense pas que l'on puisse trouver une
statistique plus satisfaisante, mais qu'est-ce
qu'elle prouve en faveur de la tourbe? On dit
que des cadavres ont été trouvés dans un état
parfait de conservation après avoir séjourné
fort longtemps dans la tourbe des étangs,
mais de là à pouvoir admettre que cette subs-

tance préserve des ferments qui engendrent les grands accidents des plaies, il y a loin.

Neuber, lui-même, n'attribue pas les succès exclusivement au pansement à la tourbe, il reconnaît qu'ils sont dus en partie aux précautions antiseptiques qui sont prises à la clinique d'Esmarch.

D'un autre côté, les expériences de Gaffky (1) sont loin d'attribuer à la tourbe des propriétés antiseptiques. Gaffky a constaté que la tourbe contient une grande quantité de spores, de moisissures et des germes d'un champignon semblable à l'oïdium, et enfin des spores de bacilles. Ayant institué des expériences dans le but de rechercher si la tourbe mêlée à du sérum sanguin, peut s'opposer au développement des organismes microscopiques, il est arrivé aux conclusions suivantes :

1° La tourbe contient des germes d'organismes inférieurs.

2° La tourbe n'a pas la propriété de tuer les bactéries, ce n'est pas un désinfectant.

(1) *Verhandlungen der Deutschen Gesellschaft für Chirurgie,* 1882.

3° La tourbe mêlée à un liquide nutritif ne s'oppose pas à la multiplication des organismes inférieurs.

4° Mais elle peut diminuer leur prolifération (1).

2° *Par la mousse fraîche* : Le docteur Hugedorn (2) ne voulant pas employer le coton, a imaginé de se servir, pour panser les plaies, de la mousse qui vient dans les terrains marécageux (*sphagnum*). Je doute que cela vaille beaucoup mieux que les pansements au sucre, au sable, à la terre glaise, etc.

Voici la description de ce pansement (3) : « Après avoir soigneusement lavé la plaie avec une solution de sublimé, on applique immédiatement à sa surface une couche de gaze trempée dans une solution de sublimé au 1/1000. Sur cette couche de gaze, un coussinet de mousse, fixé en place à l'aide de quelques tours de bande, exerce une pression convenable. Le tout est recouvert d'un grand coussin de mousse, maintenu égale-

---

(1) *Arch. de Méd.*, 1883, sept.
(2) *Archiv für klinische Chirurgie.*
(3) *Revue hebdomadaire de thérapeutique*, 20 avr. 1884.

ment au moyen de bandes. Il est bon d'humecter avec la solution au sublimé le coussinet qui est placé dans le voisinage de la plaie. Exceptionnellement, on introduit de la ouate dans les vides laissés entre les différentes pièces du pansement. »

C'est vraiment se donner bien de la peine pour faire autre chose que le pansement ouaté. Chacun veut innover, comme si une mauvaise innovation pouvait faire grand honneur à l'inventeur.

VI. — THÉORIE DE LA FORMATION D'UN POISON DANS LA PLAIE (SEPSINE, SULFATE DE SEPSINE).

A. *Sepsine.* — Si mon ami, M. Verneuil, ne s'était pas fait le défenseur de cette théorie imaginée par les Allemands, nous l'aurions ignorée ou dédaignée. Je dois à l'éminent professeur de clinique à l'hôpital de la Pitié, de dire quelques mots de cette opinion qu'il crut pouvoir m'opposer dans une discussion que nous soutînmes à l'Académie de médecine.

C'est en 1868 que Bergmann soutint que c'est à la *sepsine* qu'il faut attribuer les empoisonnements des plaies. Suivant lui :

1° L'action des substances organiques putréfiées n'est pas occasionnée par des animalcules ou par des organismes inférieurs.

2° Le principe délétère des produits de la putréfaction ne réside pas dans les parties moléculaires et insolubles, mais dans les parties liquides et solubles.

3° Ce principe est un corps azoté produit par la putréfaction, et non un corps albumineux.

4° Il n'est pas volatil et n'est pas un corps simple.

Voici comment Bergmann obtint le principe septique : à l'aide de l'éther, ou avec de l'alcool absolu, ou de l'alcool à 90° ou 94°, il traita des solutions contenant des matières animales décomposées. L'alcool ou l'éther entraînait tous les organismes vivants, et pourtant il lui fallut jusqu'à vingt filtrations pour obtenir un liquide clair qu'il chauffa à 100° pendant huit heures.

C'est ce liquide qu'il injecta à des chiens et

à des lapins. Il prétendit y avoir trouvé un principe azoté qu'il isola dans des recherches qu'il fit avec O. Schmiedberg (1) en opérant sur la levure de bière putréfiée. Il lui donna le nom de *sepsine*, et comme il l'avait trouvé à l'état de sulfate, il le nomma *sulfate de sepsine*.

Je ne doute pas qu'il puisse y avoir dans les produits putréfiés de vrais poisons, mais ils n'ont rien de commun avec les ferments qui produisent l'infection purulente. Aussi ne parle-t-on plus guère de la sepsine.

B. *Ptomaïnes*. — Je ne veux pas insister davantage sur ces idées, mais je suis amené, en parlant de ce principe septique dont l'existence n'est peut-être pas bien démontrée, à dire quelques mots des *Ptomaïnes*.

J'ai déjà parlé du rôle que les ptomaïnes peuvent jouer dans la production d'une forme de la septicémie. « Je ne doute pas, ai-je dit (2),

(1) Bergmann und Schmiedberg, *Ueber das Schwefelsaure sepsin.* (*Centralblatt für die Med. Weissens*, 1868, nº 32.)

(2) Article *Septicémie* du *Dictionnaire de Médecine et de chirurgie pratiques*.

que les vibrions peuvent engendrer l'infection putride, mais je n'oserais pas affirmer qu'ils sont exclusivement les agents de toute septicémie. Les travaux récents sur les ptomaïnes sont bien propres, en effet, à faire réfléchir les partisans les plus convaincus de l'action septique des ferments; il faut toujours se tenir en garde contre l'entraînement naturel qui porte à trop généraliser, et ne pas conclure à l'action constante des vibrions, quand une autre cause de septicité peut être invoquée. »

Armand Gautier en France et Selmi en Italie ont découvert dans la chair putréfiée un poison analogue aux alcaloïdes que Selmi a appelés *ptomaïnes*.

Puisque ces alcaloïdes peuvent être trouvés dans des liquides animaux en putréfaction, il est probable que, dans certaines circonstances, ils jouent un rôle important dans les morts promptes observées chez des blessés qui n'ont pas succombé à l'infection purulente, dont les abcès multiples sont la caractéristique indiscutable. Mais de ce que l'on admettrait le rôle joué par les ptomaïnes, faudrait-il considérer comme compromise la théorie de l'empoisonnement par les ferments? Nullement, et quelques mots suffiront pour faire comprendre que les malades qui succombent avec des abcès, dits métastatiques, ne présentent pas les symptômes d'un empoisonnement par les ptomaïnes.

D'après Selmi, en effet, les symptômes de l'empoisonnement par les alcaloïdes cadavériques vénéneux sont : la dilatation et l'irrégularité de la pupille, à laquelle succède bientôt la contraction ; les ralentissements instantanés et l'irrégularité des pulsations cardiaques ; les convulsions et la mort, avec le cœur en systole et vide de sang. Deux autres chimistes italiens, Gianetti et Corona, ont étudié les alcaloïdes cadavériques, et, de leurs expériences, ils ont conclu que ces alcaloïdes fixes ou ptomaïnes sont en général vénéneux à un haut degré ; que les ptomaïnes libres sont plus dangereuses que leurs sels, et spécialement celles qui sont solubles dans l'éther.

D'après ces auteurs, sur les grenouilles empoisonnées par les ptomaïnes, on observe :

1° La dilatation de la pupille, suivie de rétrécissement.

2° Convulsions tétaniques, bientôt suivies de flaccidité musculaire.

3° Ralentissement des battements cardiaques; rarement augmentation.

4° Perte absolue de la sensibilité cutanée.

5° Perte de la contractilité musculaire. Sur les chiens les phénomènes observés sont :

1° Pupille irrégulière qui finit par se rétrécir.

2° Injection remarquable des vaisseaux de la conque de l'oreille, paralysie des vaso-moteurs.

3° Respiration très ralentie.

4° Somnolence à laquelle succèdent bientôt les convulsions et la mort.

5° Perte de la contractilité musculaire.

M. Gautier, à qui j'emprunte l'exposé des expériences de Gianetti et Corona, ajoute : « Dans ces expériences, la perte de la contractilité musculaire, même sous l'influence des excitants électriques, perte sur laquelle les auteurs ont beaucoup insisté, rapproche les ptomaïnes des alcaloïdes vénéneux des champignons, et spécialement de la muscardine, dont je les avais déjà rapprochés dès 1878.

« Les observations de Corona éloignent, au contraire, les ptomaïnes des autres alcalis végétaux et du curare qui laisse aux muscles leur contractilité sous l'influence du courant électrique, ainsi que du sulfo-cyanure de potassium qui fait disparaître, il est vrai, la propriété du muscle de se contracter sous l'influence de l'excitant électrique, mais qui le laisse en tétanos et non en flaccidité. »

Dans la séance du 28 février 1882, M. A. Gautier a lu à l'Académie de médecine une note dans laquelle il annonce qu'il est parvenu, en collaboration avec M. Etard, à extraire des substances putrides des doses notables d'alcaloïdes doués de propriétés vénéneuses très actives. « L'échantillon, dit-il, que j'ai l'honneur de présenter à l'Académie de médecine, est une base aussi caustique que la potasse, bleuissant fortement le tournesol, cautérisant les tissus, attirant l'acide carbonique de l'air, saturant les acides les plus forts, formant avec eux de beaux sels solubles. Nous avons le carbonate, le chlorhydrate, le chloroplatinate bien cristallisés. C'est une base incolore, huileuse, d'un goût amer et phénolique ; très caustique, d'une odeur à la fois vireuse, phénolique et rappelant la fleur d'aubépine ; bouillant à la température de 210 degrés environ. »

Je ne suis pas assez compétent en chimie, ai-je déjà dit (1), pour juger si les moyens par lesquels Gautier, Selmi et autres sont parvenus à extraire les ptomaïnes, diffèrent essentiellement de ceux par lesquels Panum, Bergmann et Schmiedeberg avaient trouvé cette substance spéciale qu'ils appelèrent *sepsine*, mais je suis porté à croire que la sepsine doit entrer dans la classe des ptomaïnes. Je rappelle à dessein la sepsine qui a été considérée comme la cause de toutes les septicémies, y compris l'infection purulente. Maintenant que l'on a mieux étudié les alcaloïdes cadavériques qu'à l'époque où les Allemands cherchaient à en faire un poison capable d'expliquer la pyohémie, il ne peut plus y avoir de doute sur l'impossibilité du rôle qu'on leur

(1) Article *Septicémie*, du *Dict. de méd. et de chir. pratique.*

attribuait. Quels sont, en effet, les accidents produits par les ptomaïnes ?

Armand Gautier, Selmi, Gianetti et Corona, bien désintéressés dans les questions d'infection purulente et d'infection putride, nous l'ont appris. Rappelons-nous que pour Selmi les symptômes de l'empoisonnement par les ptomaïnes sont : la dilatation et l'irrégularité de la pupille, à laquelle succède bientôt la contraction ; le ralentissement instantané et l'irrégularité des pulsations cardiaques ; les convulsions et la mort.

Gianetti et Corona signalent également la dilatation de la pupille, les convulsions tétaniques ; le ralentissement des battements du cœur ; la perte de la sensibilité et de la contractilité musculaire. Est-ce ainsi que les malades meurent d'infection purulente ? Il est à peine besoin de répondre. Les ptomaïnes tuent à la manière des alcaloïdes végétaux, et ne peuvent en rien expliquer les grands accidents que l'on observe à la suite des grands traumatismes, à moins que ce ne soit une des causes du tétanos dont jusqu'ici la pathogénie est restée bien obscure.

6.

De tout ce que nous venons de dire, il résulte bien clairement que la théorie des ferments peut, seule, rendre compte de la pathogénie de l'infection purulente, et que les combinaisons chimiques des substances provenant d'une plaie ne peuvent jamais donner naissance à des accidents de la nature de ceux que le pansement ouaté est destiné à combattre.

CHAPITRE II

APPLICATION DU PANSEMENT OUATÉ
AU TRAITEMENT DES PLAIES

Le pansement s'applique différemment suivant qu'il s'agit d'une réunion par première ou par seconde intention.

I. — PANSEMENT DES PLAIES QUE L'ON NE CHEICHE PAS A RÉUNIR IMMÉDIATEMENT.

Quard on est appelé à panser une plaie contuse dans laquelle il y a des parties qui doivent infailliblement suppurer, le pansement ne doit pas être fait comme lorsque l'on est en droit de rechercher la réunion par première irtention.

Dans la description générale que j'ai faite

de mon pansement, j'ai supposé cette condition, parce que c'est ainsi que je commençai le traitement des blessés pour lesquels j'eus recours à ma méthode.

Nous n'aurons donc pas grand'chose à ajouter à la description que j'en ai faite. J'ai pourtant besoin d'insister sur quelques détails que j'ai omis à dessein pour ne pas jeter le trouble dans l'esprit du lecteur. J'ai dit qu'après avoir lié tous les vaisseaux et lavé la plaie avec une solution d'acide phénique au vingtième, le chirurgien s'empresse d'appliquer un carré de ouate. Ce n'est vrai que pour une plaie ordinaire. Quand on panse une plaie provenant d'une amputation, ce n'est pas tout à fait aussi simple. Pour que les bords de l'os ou des os coupés ne blessent pas les chairs, il faut interposer entre ces parties des plumasseaux légers de ouate, comme s'il s'agissait d'emballer un objet fragile. Ce n'est qu'après cela que l'on met une grande quantité de coton. Mais ce temps du pansement a encore besoin d'être soigné. Voici comment on procède : Les aides tendant les bords de la plaie, de manière à ce que ce soit une espèce de sac que l'on a à remplir, on y met des couches successives de ouate que l'on a le soin de ne pas tasser. Quand le sac est comble, les aides, en maintenant toujours les bords tendus, le chirurgien applique les rouleaux de ouate dans toute l'étendue du membre qui doit être enveloppée.

Ce n'est qu'après de nombreux essais que l'on est bien sûr d'exécuter habilement ce temps du pansement. Si l'aide ne maintient pas bien le manchon de peau qui est destiné à recouvrir le reste de la plaie, quand les bourgeons charnus se seront produits, on est exposé à le tordre et à changer ses rapports. Pour obvier à cet accident, il faut que l'aide, au moment où le rouleau de ouate commence à envelopper le membre, retire doucement une de ses mains pendant que l'autre maintient encore soit les lambeaux, soit le manchon de peau, suivant qu'il s'agit d'une amputation à lambeaux ou d'une amputation circulaire, et qu'il l'applique aussitôt sur la ouate extérieure. Quand cette première main a ainsi manœuvré, on en fait autant avec l'autre, en maintenant le moignon, d'abord mollement, c'est-à-dire tant que le chirurgien ne l'entoure que de bandes peu serrées, puis avec force, dès que la résistance à l'impulsion imprimée par la main du chirurgien doit être plus grande.

Je dirai plus tard comment on panse une fracture compliquée de plaie. Pour le moment, je ne veux m'occuper que du pansement des plaies d'amputation.

II. — RÉUNION PAR PREMIÈRE INTENTION

J'avais sauvé les premiers blessés traités par ma méthode de pansement. J'avais le droit de m'en réjouir dans un temps où nous avions assisté à un désastre chirurgical tel, que les chirurgiens les plus expérimentés avaient vu succomber tous les malades qu'ils avaient opérés; mais une fois bien constaté, le fait que l'on évite l'infection purulente en filtrant l'air des salles empoisonnées des hôpitaux encombrés de blessés, on pouvait me reprocher de ne pas guérir assez vite. Il fallait, en effet, un temps fort long pour que les bourgeons charnus remplissent et comblassent la plaie. Je ne me dissimulais pas la valeur de cette objection ; mais ayant appris qu'un de mes collègues, qui avait tenté la réunion immédiate sous le pansement ouaté, avait vu un lambeau se gangrener, je pensais que je ne devais pas m'exposer à pareil accident, sous peine de voir incriminer ma méthode.

Quand je fus sûr du succès ; quand je ne craignis plus que le mauvais vouloir pût m'atteindre, je procédai à la réunion par première intention, et j'eus la satisfaction de l'obtenir pour les plus grandes amputations. Je ne tardai pas à reconnaître que cette réunion est la règle sous le pansement ouaté.

Voici comment on opère :

Supposons une amputation de cuisse à deux lambeaux. L'hémostase ayant été faite avec le plus grand soin, et la plaie ayant été bien lavée avec une solution d'acide phénique au vingtième, les lambeaux sont accolés l'un à l'autre, et pendant qu'ils sont maintenus par un aide, le chirurgien les fixe dans cet état avec un fil d'argent ou mieux avec un fil de Catgut phéniqué qui lui sert à faire quelques points de suture. Cette suture ne dispense pas l'aide de maintenir la coaptation des lambeaux aussi exactement que possible, car s'il serait difficile de les déplacer en les faisant glisser l'un sur l'autre quand ils sont unis par la suture, il ne serait pas impossible que les bandes les tordissent plus ou moins ou les déformassent d'une autre manière. On s'oppose à cette torsion en appliquant sur la face externe de chacun des lambeaux une plaque de ouate assez épaisse pour donner à cette partie un volume égal à celui du reste du membre. Ces plaques sont fixées par les mains d'un aide jusqu'à ce que le rouleau de ouate les ait recouvertes plusieurs fois.

Je ne saurais trop recommander de tenir les lambeaux dans la situation où l'on veut qu'ils s'unissent, tant que les bandes n'ont pas donné à l'appareil une consistance suffisante.

Comme il faut une huitaine de jours pour que la réunion immédiate se soit effectuée, j'ai l'habitude de n'enlever le pansement qu'au bout de deux septenaires pour être parfaitement sûr que le membre pourra rester à l'air sans le moindre inconvénient quand il sera dépansé.

A cette époque, la cicatrisation est parfaite sur les bords de la plaie aussi bien que dans sa profondeur. C'est donc parce que les blessés n'étaient pas dans des conditions favorables que nos devanciers avaient successivement condamné la réunion par première intention. Cette réunion s'effectue parce que la plaie n'est plus en contact avec les poussières de l'air, qui, lorsqu'elles ne donnaient pas lieu à l'infection purulente, déterminaient dans les tissus une irritation sous l'influence de laquelle se produisait une suppuration plus ou moins abondante.

Ai-je besoin de faire remarquer que, mieux que tout autre, mon pansement met les chairs dans les conditions les plus favorables à la réunion des lambeaux ? Ce n'est pas, en effet, par leurs bords libres seulement que les lambeaux sont unis ; ils sont accolés l'un à l'autre dans toute leur étendue, et ils sont maintenus dans cet accolement par la ouate et les bandes qui s'opposent au moindre glissement ou écartement en un point quelconque de la plaie.

Les conditions qui président à la réunion par première intention, sont si bien remplies par mon pansement, que j'ai vu deux lambeaux unis si intimement que les mains ne parvinrent pas à opérer leur disjonction dans un cas d'amputation de cuisse où la mort survint quinze jours après l'opération. J'ai communiqué le fait à la Société de chirurgie, à cause du haut intérêt qu'il présente. Je rappellerai l'observation en quelques mots :

Un malade qui avait une tumeur blanche ulcérée du genou, entra à l'Hôtel-Dieu en 1872. Son état était si grave, que j'hésitais à l'amputer. Je craignais qu'il n'eût déjà un commencement d'infection purulente. Au bout d'un certain temps, voyant le pauvre malade s'affaiblir de jour en jour, je me décidai à lui pratiquer l'amputation de la cuisse, bien que la fièvre continue, avec exacerbation et frisson, me fissent craindre qu'il eût déjà les germes de la pyohémie.

Je pratiquai l'amputation à lambeaux antérieur et postérieur. Le pansement fut fait comme je l'ai indiqué d'une manière générale, et je le laissai appliqué jusqu'à la mort

du malade qui survint quinze jours après l'o-
pération.

C'est l'insuccès que, dans une discussion à
l'Académie de médecine, un membre invoqua
contre moi, m'accusant de ne pas en avoir
parlé. Je l'avais pourtant fait connaître à la
Société de chirurgie dans la séance du 26 décembre 1872, et il avait vivement impressionné les assistants. Comme les comptes
rendus des séances de cette époque ont été
très écourtés, je tiens à donner quelques détails qui n'ont pas été consignés dans le
procès-verbal de la séance : le coton qui
recouvrait le moignon était sec, sans la moindre tache de pus, on y voyait seulement une
tache de sang desséché qui provenait de quelques gouttes écoulées pendant l'application
du pansement ; les chairs étaient sèches et la
peau portait l'empreinte des bandes qui, à
travers le coton, dessinent des figures irrégulières sur le tégument qui semble un peu trop
grand pour les parties qu'il recouvre. Au
niveau de la jonction de la peau des deux
lambeaux on voyait une ligne rosée, de la
largeur de deux ou trois millimètres, qui indi-

quait que la cicatrice n'était pas, en ce point, tout à fait ce qu'elle eût été quelques jours plus tard. Nous tentâmes de disjoindre les lambeaux en les tirant en sens inverse, mais vainement, et nous dûmes recourir à l'instrument tranchant pour arriver jusqu'à l'os. Je n'aurais pas cru, avant cette autopsie, que la cicatrisation pût être aussi complète et aussi solide en un temps si court.

La surface de section de l'os n'était pas recouverte de bourgeons charnus, elle n'était pas recouverte de pus, on eût dit qu'on l'avait conservée dans de la glycérine; l'os était sec, mais près de son bord il y avait sous le périoste un petit abcès du volume d'une très petite noisette, et ayant fendu l'os dans toute son étendue, nous trouvâmes du pus dans la tête du fémur et dans la cavité cotyloïde. L'autopsie démontra que cet homme avait succombé à l'infection purulente, mais il était incontestable que cet accident n'était pas la conséquence de l'opération, et qu'elle dépendait uniquement de l'ostéo-myélite pour laquelle l'amputation avait été pratiquée.

Il ressort clairement de cette observation

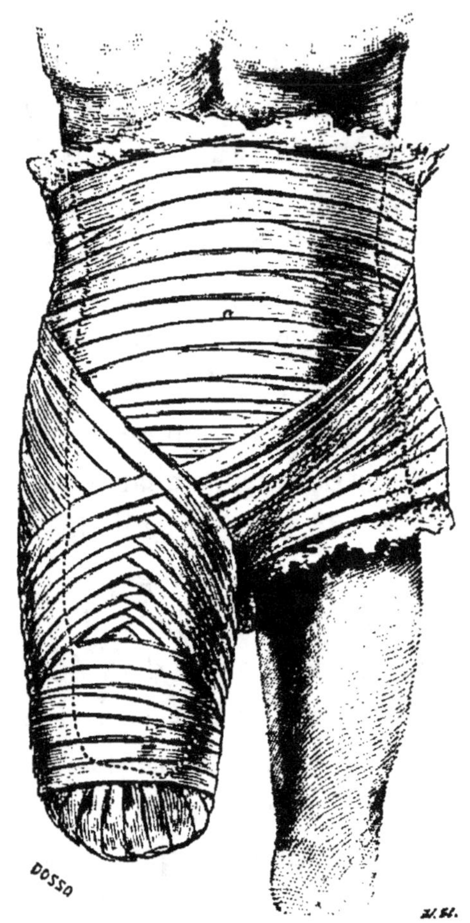

FIG. 3. — Amputation de cuisse, avec un pansement
ouaté.

que les plus fâcheuses conditions ne sont pas un obstacle à la réunion par première intention, quand on a recours à ma méthode de pansement.

En tenant compte de ce que j'ai dit précédemment de la technique du pansement, on se fera une idée assez exacte de son application à l'amputation de la cuisse par la figure 3.

III. — AMPUTATION A UN SEUL LAMBEAU

Pour l'amputation à un seul lambeau, l'application du pansement est plus facile. Les lèvres de la plaie ayant été réunies par une suture, le lambeau s'applique, dans toute son étendue, sur la surface de section du membre. Il est maintenu déjà dans cette situation par la traction légère qui s'exerce sur ses bords; la compression assure l'accolement des parties destinées à s'unir. Cette compression et le filtrage de l'air peuvent seuls assurer la réunion immédiate de l'amputation à un seul lambeau. J'ai dit que le lambeau est maintenu appliqué par la traction qui s'opère sur ses bords; pour que cette traction soit efficace, il faut que le lambeau n'ait guère que les dimensions de la partie qu'il est destiné à recouvrir. Mais nous savons que cette traction, pour peu qu'elle soit un peu forte, prédispose singulièrement à la mortification du lambeau, et que la première condition pour qu'un lambeau vive et se réunisse par première intention, c'est qu'il soit assez grand pour qu'il ne subisse pas le moindre tiraillement. Il faut donc que le lambeau ne soit que lâchement tendu.

Quand cette condition existe, l'application des surfaces que l'on veut réunir ne peut pas être assez intime pour que l'on puisse compter sur la réunion du lambeau dans toute sa surface. Ce n'est que par la compression douce, exercée par le pansement ouaté, que l'accolement des parties est assuré. Cette douce compression, en empêchant la stagnation du sang et en facilitant la circulation, comme je l'ai déjà dit, à la manière des bas élastiques employés chez les variqueux, met le lambeau dans les conditions les plus favorables pour qu'il vive de la même vie que les parties auxquelles il doit s'unir.

Comme on peut compter sur une réunion immédiate, je conseille de pratiquer la suture avec des fils d'argent, qui peuvent impunément rester en place sans provoquer la suppuration des tissus qu'ils traversent, ou avec des fils de Catgut qui finissent par être absorbés dans les points où ils sont en contact avec la chair avivée.

J'ai obtenu la réunion par première intention, avec la suture entortillée, qui a l'avantage d'opérer le rapprochement des bords de la plaie d'une manière plus exacte que toute autre suture ; mais pour une amputation dont les lambeaux ne sont réunis d'une manière très solide qu'au bout d'une dizaine de jours, la présence des épingles dans la peau y détermine une inflammation suppurative qui, lors du premier pansement, impressionne les assistants d'une manière fâcheuse. Cette suppuration dans le trajet des épingles y reste bornée, mais on ne peut se dissimuler qu'elle constitue un véritable inconvénient de la suture entortillée.

Bien que les lambeaux soient intimement adhérents au reste de la plaie au moment où l'on enlève le premier pansement, j'ai l'habitude de les maintenir encore pendant huit ou dix jours avec un pansement ouaté moins volumineux, mais suffisant pour exercer une douce compression.

Avant d'avoir administré la preuve que j'obtiens avec le pansement ouaté la réunion d'une plaie d'amputation presque aussi sûrement que de la plaie qui résulte d'une opération de bec-de-lièvre, j'enlevais les pièces du pansement sans recourir au lavage. Je tenais à ce que l'on ne pût pas m'accuser d'avoir lavé le pus, et de l'avoir ainsi dissimulé. Depuis que la preuve est faite, je préfère détacher la ouate qui est collée sur la plaie en la baignant d'une grande quantité d'eau tiède, j'évite ainsi une petite douleur aux malades, toujours un peu impressionnés à ce moment, et je ne m'expose pas à produire le tiraillement des bords de la plaie, auxquels quelques fibrilles de ouate sont presque toujours adhérentes.

Quand je ne suis pas sûr d'obtenir une réunion immédiate dans toute l'étendue de la plaie, soit parce que je crains que l'hémostase ne soit pas parfaite, soit parce que des tissus ne me semblent pas dans de bonnes conditions, je m'abstiens de réunir la plaie dans toute son étendue, et j'introduis entre ses lèvres, dans le point le plus déclive, là où je ne cherche pas à obtenir la réunion, une petite mèche de ouate qui opère à la manière d'un drain, sans que j'aie à redouter l'effet de la compression.

Quelques.chirurgiens croient avoir apporté une modification heureuse à mon pansement en y ajoutant le drainage. Je ne suis pas suspect de préventions contre cette invention de Chassaignac, invention qu'un des premiers je me suis plu à préconiser. Avant d'avoir découvert la cause de la septicémie et de l'infection purulente, qui se produisent à la suite des plaies, j'avais attiré l'attention des membres de la Société de chirurgie sur l'utilité du drainage, particulièrement dans les plaies articulaires, et je ne manquais jamais d'avoir recours à cette méthode, toutes les fois qu'elle pouvait avoir quelque avantage. Mais avec mon pansement, le drainage ne peut être utile qu'aux chirurgiens qui se résignent difficilement à accepter une innovation telle que son auteur l'a proposée.

Pourquoi mettre un drain dans une plaie pansée à la ouate? Évidemment pour faciliter l'écoulement du sang et du pus, et j'avoue que c'est un bon moyen quand on n'a pas recours à mon pansement. Mais comment concilier la présence d'un tube mou et facilement compressible dans une plaie avec la compression qui doit être exercée sur toute la surface du moignon? Il est bien difficile que le tube à drainage ne soit pas comprimé et fermé, si la compression est bien faite. Dans ce cas, on a introduit dans la plaie un corps étranger qui s'oppose à la réunion, et qui n'est propre qu'à empêcher les liquides de s'écouler.

Le drain aurait un bien autre inconvénient, si au lieu de le recouvrir complètement de ouate, on en laissait une extrémité à l'air. On rendrait ainsi illusoire le pansement, dont l'avantage primordial est de s'opposer à ce que l'air arrive sur les tissus divisés, sans être filtré.

Avec le drainage ainsi compris, on aurait

un peu l'air de recourir au pansement ouaté,
mais on se mettrait dans les conditions les
plus favorables à la production des accidents
qui succédaient aux plaies avant que j'eusse
fait connaître la cause qui préside à leur évolution.

Quand j'ai laissé une petite partie de la
plaie entre-bâillée à l'aide d'une mèche de
ouate, si l'hémostase n'est pas parfaite, le
sang qui sort des vaisseaux s'infiltre entre les
fibrilles du coton et vient baigner les pièces
du pansement. Il ne faut qu'une très petite
quantité de sang pour que les bandes les plus
superficielles en soient tachées. J'en ai vu la
preuve en enlevant le pansement en pareil
cas, et j'ai même observé une particularité qui
m'a vivement surpris. Les pièces les plus superficielles du pansement étant tachées de
sang, j'étais porté à croire que c'était le fait
d'une véritable hémorragie. C'était donc
avec une certaine anxiété que je dépansais le
malade, et, à ma grande satisfaction, plus
d'une fois je constatai que le sang n'était resté
ni dans la plaie ni à son voisinage, mais s'é-
tait infiltré en totalité dans la profondeur de

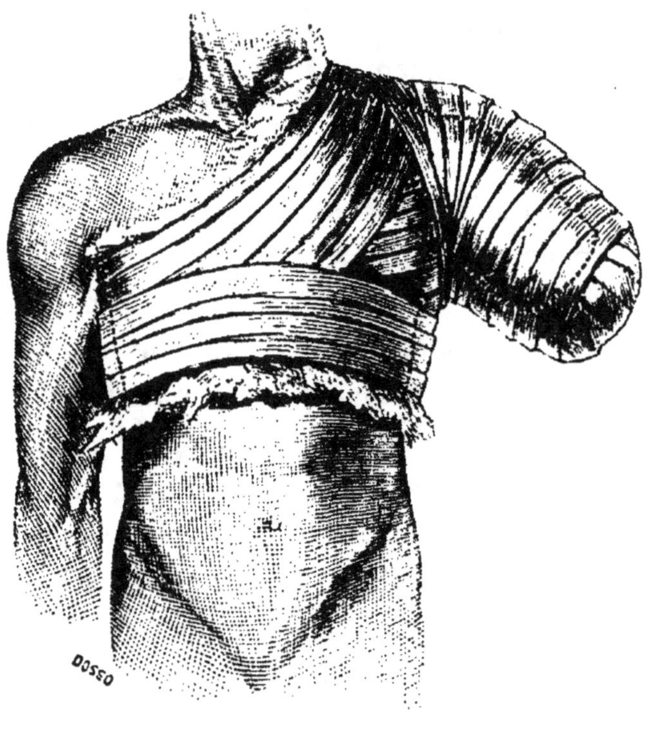

FIG. 4. — Amputation du bras, avec le pansement
ouaté.

la ouate à sa superficie. C'est cette tendance des liquides à s'infiltrer le long des fibrilles de la ouate qui m'a toujours rassuré après un pansement dans lequel ses couches extérieures ne sont pas tachées. Ce phénomène, qui, d'ailleurs, est conforme aux lois de la physique, répond victorieusement aux craintes que m'exprimaient ceux qui craignaient que mon pansement ne fût trop vite adopté. Ils craignaient, disaient-ils, qu'une hémorragie se produisît dans cette masse de ouate et qu'elle ne fût soupçonnée trop tard pour que l'on pût y remédier. Je n'insisterai pas. On est rassuré quand on a eu l'occasion d'observer une fois la rapidité avec laquelle les liquides s'infiltrent de la profondeur à la surface d'une masse de coton dont les fibrilles représentent un ensemble de drains perfectionnés.

Le pansement d'une amputation est toujours le même, soit qu'il s'agisse d'un bras ou d'une jambe, il faut toujours que l'appareil s'étende jusqu'aux parties voisines et les enveloppe. La figure 4 fera comprendre comment on panse une amputation du bras.

IV. — RARETÉ DES PANSEMENTS

Pour obtenir la réunion immédiate, j'ai déjà dit qu'il importe que les parties réunies soient maintenues dans un rapport constant et dans une immobilité absolue. Ces conditions sont remplies par ma méthode de pansement mieux que par toute autre. Mais cette contention serait illusoire, si, pour dissiper des craintes sans fondement, on dépansait le blessé avant l'époque où l'on est en droit de compter sur la réunion définitive. Quelque habileté que l'on pût réclamer de ses aides, on aurait toujours à craindre un tiraillement des lèvres de la plaie ou un glissement des lambeaux l'un sur l'autre. Si l'on veut réussir, il faut avoir la patience d'attendre le succès.

La rareté des pansements est encore plus indispensable, lorsque n'ayant pas l'espoir d'une réunion immédiate, on a fait le pansement comme je l'ai indiqué pour la réunion par seconde intention. Dans ce dernier cas, à la levée du premier appareil, une vaste plaie sera mise au contact de l'air, des bourgeons charnus saigneront ; on produira ainsi des conditions favorables à l'empoisonnement par les ferments ou corpuscules animés de l'air. Ajoutons que des souffrances et des émotions inhérentes à cette opération, mettront momentanément fin au calme dans lequel le malade avait vécu depuis qu'il était soumis au pansement ouaté.

Il n'y a qu'avantage à différer le plus possible la levée du premier appareil. Que ceux qui ont assisté à ce premier pansement sur des amputés pansés avec de la charpie ou des bandelettes de sparadrap, se rappellent les angoisses des blessés, leurs cris, leurs contorsions, les convulsions du moignon dans les mains de l'aide chargé de le maintenir, et ils comprendront que si les pansements rares n'ont pas d'inconvénients, ils ont d'énormes avantages.

Déjà les pansements rares avaient été vantés par Magatus et par Larrey, le père ; mais ce n'était qu'accidentellement que les malades étaient restés plus de huit jours sans être pansés. On trouve dans la clinique chirurgicale

de Larrey l'histoire d'un blessé du corps du
maréchal Ney, « qui, ayant subi, à la bataille de la Moskowa, l'amputation du bras
gauche à l'épaule (*sic*), se mit en route pour
la France immédiatement après cette opération, et il y arriva sans avoir été pansé une
seule fois. Il lavait journellement l'extérieur
de son appareil avec une éponge; il recouvrait ensuite son moignon d'une peau de re-
nard, et à son arrivée dans sa patrie, il a
trouvé la cicatrice de sa plaie entièrement terminée; les ligatures étaient dans l'appareil (1) ».

Quand j'ai recours au pansement ouaté
pour une réunion secondaire, je le laisse appliqué pendant un temps qui varie de vingt-
cinq à trente jours, à moins que le pus étant
venu au contact de l'air, ne répande une mauvaise odeur qui est une indication impérieuse
de renouveler l'appareil.

Cette rareté des pansements cause toute
sorte d'inquiétudes aux chirurgiens nerveux.
J'ai dit combien on est peu autorisé à craindre

(1) J.-D. Larrey, *Clinique chir.*, p. 566.

une hémorragie, puisque la moindre quantité de sang qui s'écoule d'une plaie ne tarde pas à tacher la surface libre des pièces du pansement, on m'a objecté que des abcès peuvent se former, que les lambeaux peuvent se gangrener sans qu'on en soit averti.

Je répondrai de suite que si la compression est bien faite, si le pansement est appliqué suivant les règles que j'ai indiquées, on peut être sûr que des tissus sains ne se gangrèneront pas ; mais il pourrait se faire que des tissus se mortifiassent par le fait d'une contusion violente, qui se serait exercée au moment de l'accident. Dans ce cas, il n'y a pas lieu de concevoir la moindre inquiétude. Sans doute, les parties mortifiées mettront obstacle à la réunion immédiate, mais si elles ont été bien lavées avec une solution concentrée d'acide phénique, avant d'être enveloppées, dans la ouate, elles resteront dans la plaie sans subir la décomposition putride, et elles seront sans action nuisible sur l'état général du malade.

Relativement aux abcès que l'on redoute, j'aurai peu de chose à dire : tant que le ma-

lade sera sans douleur et sans fièvre, on n'a
rien à craindre, et c'est le cas le plus ordinaire. Quand au mois d'avril 1870 on vint
voir à l'hôpital Saint-Louis mes dix-neuf malades qui avaient subi de grandes amputations, on apprit avec stupéfaction qu'ils n'a-
vaient pas souffert, qu'ils n'avaient pas eu de
fièvre et que, dès le premier jour, ils avaient
mangé comme en bonne santé. Que peut-on
redouter quand on observe de pareilles suites
d'une grande opération? Rien n'est plus
propre à tranquilliser l'esprit le plus prompt à
s'inquiéter.

Si je tiens à ce que l'on ne touche pas au
pansement tant que le pouls est calme, que la
température n'est pas élevée et qu'il y a absence complète de douleur, je considère l'élévation de la température, l'accélération du
pouls, et surtout la douleur, comme des conditions qui réclament impérieusement que
l'on dépanse le blessé. Mais il faut bien s'entendre à ce sujet et ne pas se laisser effrayer
par quelques pulsations et un ou deux degrés
de chaleur de plus qu'à l'état normal. Tant
que la température ne s'élève pas au-dessus

de 39 degrés après une amputation, le chirurgien n'a pas lieu de s'inquiéter. Quand le thermomètre, placé dans le creux axillaire, monte au-dessus de 39 degrés, c'est sans doute de nature à inspirer quelque inquiétude; mais s'il y a absence de douleur, si le malade n'est pas agité, s'il dort, s'il ne se plaint pas d'un malaise insupportable, il faut attendre. Dans quelques cas j'ai vu, le lendemain d'une amputation, la température s'élever pendant vingt-quatre heures et s'abaisser ensuite. L'absence de douleur est la condition la plus rassurante. Tant que les blessés ne souffrent pas, je suis rassuré, et l'élévation de la température ne suffit pas plus que l'accélération du pouls pour me décider à enlever un pansement.

Le bien-être et l'absence de douleur étant ce que l'on observe le plus ordinairement chez un blessé soumis à ma méthode de pansement, on doit supposer que les lambeaux sont tiraillés ou que du sang ou du pus s'est accumulé dans la plaie et ne trouve pas d'issue quand le malade souffre et se plaint d'agitation ou d'insomnie. A ce sujet, pour prendre une décision, on a besoin d'une expérience

que l'on ne peut acquérir qu'après avoir traité
et pansé un certain nombre de malades. Il y a
des opérations après lesquelles l'organisme
est profondément troublé, telle est l'amputation et surtout la désarticulation de la cuisse.
Il ne faudra donc pas s'attendre à trouver les
blessés qui ont subi ces grandes opérations
dans l'état de calme où sont ceux qui n'ont
subi qu'une amputation du pied ou de l'avant-
bras.

L'expérience est surtout indispensable
quand il s'agit d'une fracture compliquée de
plaie. Je dirai plus loin qu'aucun pansement
n'est comparable à ma méthode pour conserver les membres qui sont le siège de ces fractures graves ; mais comme la gravité des fractures est infiniment variable, il ne faut pas
s'attendre à trouver chez tous les malades la
même insensibilité. D'une manière générale,
je peux affirmer que tous éprouvent le même
bien-être, la même satisfaction que les malades qui, n'ayant qu'une fracture simple,
sentent les fragments des os fracturés maintenus par un appareil de Scultet. Mais dans
les fractures compliquées de plaie, s'il y a des

esquilles adhérentes qui peuvent être conser-
vées, elles doivent être emballées dans la ouate
avec un soin tout particulier sans lequel elles
exposeront le blessé à souffrir de la pénétration de leurs aspérités dans les parties molles.
Les douleurs plus ou moins vives que l'on
observe à la suite d'une plaie accidentelle ou
chirurgicale, ne varient pas seulement par
leur acuité. Les malades intelligents les diffé-
rencient encore autrement, les unes sont le
résultat d'une sensation de chaleur, de distension, de piqûres, de battements, etc. De toutes
ces douleurs, celles qui doivent le plus préoc-
cuper le chirurgien sont les sensations pénibles de chaleur et de distension ; ce sont
celles-là qui annoncent une inflammation destinée à se terminer par suppuration. Tant
qu'elles sont modérées, il faut savoir attendre
et se résigner, car il est bien difficile qu'une
fracture compliquée de plaie, par exemple, se
guérisse sans suppurer ; mais si elles causent
de l'anxiété au blessé, si elles s'accompagnent
de fièvre avec une température de plus de
39 degrés et un pouls battant plus de 110 fois
à la minute, il faut enlever le pansement et

préparer d'avance tout ce qui sera nécessaire pour en appliquer un second, en laissant la plaie le moins longtemps possible exposée à l'air.

Pour renseigner les chirurgiens inexpérimentés, j'ai admis que les opérés peuvent avoir une température plus élevée qu'à l'état normal, et ressentir une douleur plus ou moins vive. Mais dans l'immense majorité des cas, il n'y a ni douleur ni fièvre.

V. — PANSEMENT DES FRACTURES COMPLIQUÉES DE PLAIES

De tous les pansements employés dans les cas de fractures compliquées de plaie, il n'en est pas un qui puisse être comparé au mien. Nul ne parvient à fixer les os en place avec la même solidité et à prévenir aussi efficacement les accidents que l'on a si souvent observés dans ces cas d'une gravité telle que, le plus souvent, les chirurgiens se sont crus autorisés à recourir à l'amputation. Je ne crains pas d'affirmer que le pansement ouaté guérit toutes les fractures avec plaie, qui ne sont pas compliquées de sphacèle d'une grande étendue de la peau. Pour les fractures peut-être plus encore que pour une amputation, la technique du pansement a la plus grande importance. Il faut, en effet, que les os soient maintenus dans une bonne direction; il faut qu'ils ne s'enfoncent pas par leurs aspérités dans les parties molles; il faut qu'ils soient immobilisés sans que les chairs subissent une grande compression. Voici comment on procède au pansement :

Supposons une fracture des deux os de la jambe avec une plaie large qui laisse voir le tibia et le péroné fracturés. Le plus ordinairement, ces accidents sont dus à l'action d'un corps contondant, comme une roue de voiture qui a passé sur la jambe. La peau a été détruite au moins dans toute l'étendue de la plaie, quelquefois dans une étendue beaucoup plus grande. Je suppose évidemment que les artères principales, les tibiales antérieure et postérieure n'ont pas été toutes les deux coupées. La section de l'une d'elles ne me suffirait pas pour me décider à l'amputation.

Le blessé étant déshabillé, son bassin reposant sur le bord de son lit, s'il n'est pas déjà couché; étant en un mot dans la position d'un blessé à qui l'on va couper la jambe, un aide soutient la cuisse en la prenant avec ses deux mains, pendant qu'un autre saisit doucement, mais avec force, le pied et le bas de la jambe; et tous les deux opèrent une légère traction en sens inverse, pour faire l'extension et mettre les extrémités des fragments en contact.

La coaptation est complétée par le chirurgien qui, après avoir lavé tout le membre avec une éponge imbibée d'une solution d'acide phénique au 40ᵉ, finit par répandre sur la plaie une grande quantité de cette solution; puis au moment d'appliquer la ouate, il fait un dernier lavage de la plaie avec une solution d'acide phénique au 20ᵉ, en ayant le plus grand soin de ne pas toucher les parties lésées avec la compresse ou l'éponge qui sert à faire le lavage à grande eau.

Dès que la plaie a été ainsi lavée, on applique sur les fragments de la fracture de petits flocons de ouate, avec la plus grande délicatesse. Ce temps est un des plus délicats du pansement. J'ai toujours recommandé aux élèves et aux médecins désireux de s'initier à ma méthode, d'opérer, à ce moment, comme s'ils avaient à emballer un objet précieux. L'objet précieux est représenté ici par les parties molles qui pourraient être blessées par les aspérités des fragments. Il faut donc envelopper mollement les fragments, en ayant un soin extrême de les laisser en contact immédiat et de ne pas interposer le moindre flocon de ouate. (Voy. fig. 5.)

Quand on a, ainsi, garanti les parties molles contre toute pression inopportune, on remplit la plaie de plusieurs couches de ouate, de manière à ce que les pièces du pansement dépassent un peu le niveau de la peau. Si la ouate s'élève, à ce moment, un peu au-dessus de la surface du membre, c'est qu'ayant été appliquée par couches légères, il faut que, lorsque le tassement se fera sous la pression des bandes, il y en ait assez pour exercer une douce compression sur la plaie.

Ce temps si important réclame une grande dextérité de la part du chirurgien. Il est in-

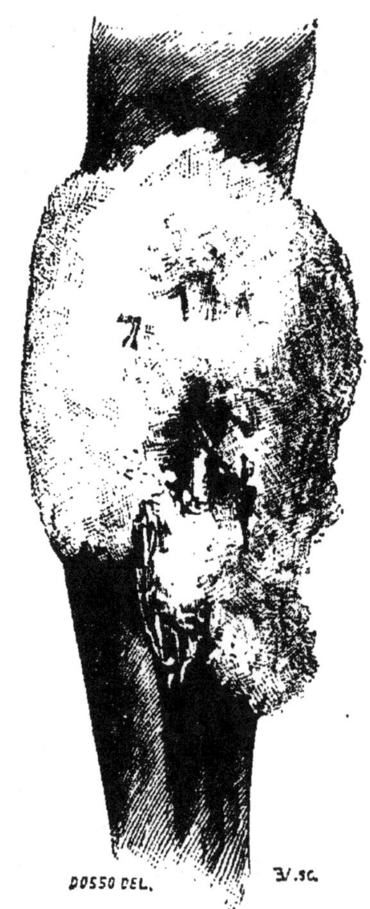

FIG. 5. — Première couche de ouate appliquée mollement
entre les parties molles et les os dénudés.

dispensable, en effet, que les muscles, la peau et surtout les vaisseaux soient protégés; mais il ne faut pas oublier que le membre sur lequel on opère est brisé, et que les parties qui le constituent sont maintenues par des aides qui doivent agir d'une manière continue, sans la moindre faiblesse, car tout changement qui surviendrait dans les rapports entre les fragments de la fracture exposerait à un résultat fâcheux. Il faut donc agir avec le plus grand sang-froid et le plus rapidement possible.

L'aide qui a été chargé de préparer la ouate, ayant ouvert sur un drap propre le ballot dans lequel elle a été apportée, la déchire avec précaution dans le sens de sa longueur, en ayant le soin que la largeur de la partie qui est destinée au pansement, soit égale à la longueur du membre tout entier, comprenant la jambe et la cuisse. C'est parce que la cuisse doit être comprise dans le pansement que j'ai conseillé d'asseoir le blessé sur le bord du lit, pour que l'application du bandage ne nécessite pas que l'on soulève une partie du membre qui doit être

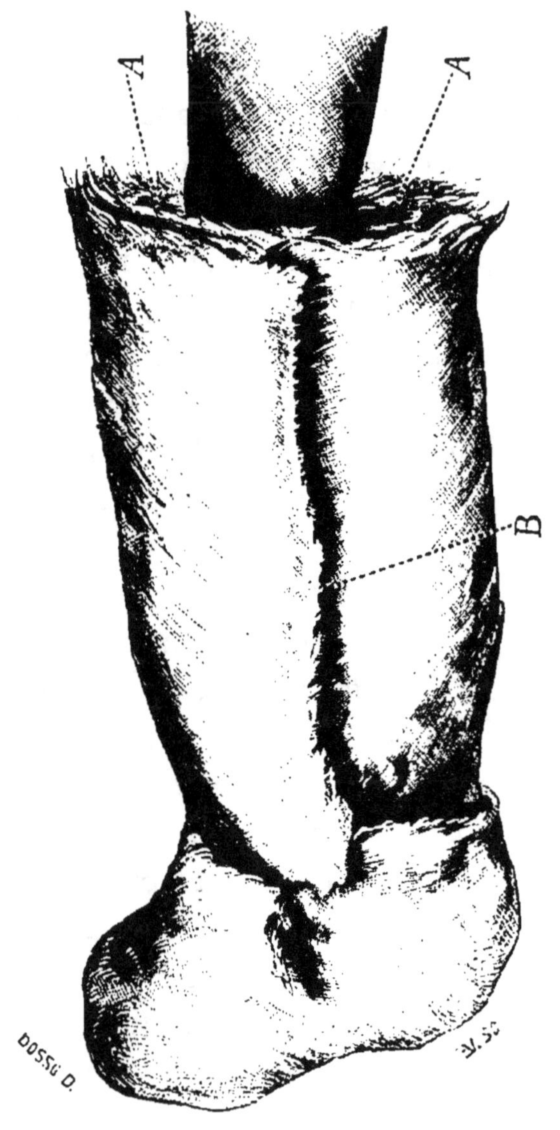

Fig. 6. — Jambe entourée d'une masse de ouate
sans bande.

maintenue dans la rectitude et l'immobilité que j'ai indiquées.

Cette ouate, qui a été roulée mollement, forme une masse considérable que le chirurgien saisit à deux mains pour envelopper le membre. Il a besoin d'être assisté par l'aide qui lui a présenté la ouate, et tous les deux doivent procéder à l'enveloppement avec une entente qui n'est parfaite qu'autant que l'aide et le chirurgien ont déjà opéré ensemble.

Il n'est pas très facile d'indiquer la quantité de ouate à employer ; on n'a pas dit grand'chose, en effet, quand on a dit qu'il en faut un kilogramme pour envelopper la cuisse et la jambe, car tous les blessés n'ont pas la même force et le même embonpoint. L'expérience est le meilleur guide, mais avant de l'avoir acquise, il faut avoir un critérium que j'indique en disant que la ouate, avant d'être tassée par les bandes, doit, au moins, doubler le volume du membre (voir fig. 6) ; et comme cette appréciation n'est pas toujours facile, je conseille d'exercer une pression et de rechercher si les mains qui l'exercent, ont encore la notion exacte de la conformation du membre. Pour que la couche de ouate soit suffisante, il faut que le chirurgien, dans cette exploration, ne trouve plus qu'un corps résistant, dont la forme n'est plus nettement appréciable. Cette recherche doit être faite au-dessus du lieu où siège la fracture, car à son niveau, on courrait le risque de modifier les rapports des fragments entre eux.

Le pied doit être compris dans le pansement, et il faut que son enveloppement soit tel qu'il n'y ait pas la moindre solution de continuité entre la ouate qui l'enveloppe et celle qui enveloppe la jambe.

Comme la compression agira sur le pied par l'application des bandes, il est indispensable que les orteils soient séparés les uns des autres par des couches de ouate qui ne doivent pas être assez épaisses pour les écarter d'une manière douloureuse. Quand les orteils ont été ainsi séparés, on les comprend dans le pansement général en recouvrant tout le pied d'une grande feuille de ouate.

Quand le membre fracturé a deux os, j'ai l'habitude, pour conserver l'espace interosseux, de mettre à son niveau une attelle faite de ouate roulée, qui, agissant sur la ouate de l'enveloppement général, est destinée à exercer en ce point une compression plus forte que celle que l'on exerce sur le reste du membre.

Quand la ouate a été ainsi appliquée, le chirurgien l'entoure de bandes dont les premières l'affaissent à peine; car si, à ce moment, on cherchait à exercer une certaine compression, les bandes feraient corde et pourraient occasionner les accidents qui résultent de l'obstacle à la circulation. En tout cas, elles causeraient de la douleur ou de la gêne, si elles ne mortifiaient pas une partie du membre. On reconnaît qu'elles sont bien appliquées, lorsqu'elles s'appliquent à plat, sans que leurs bords soient relevés. Quelques pansements suffisent pour que l'on s'aperçoive que la ouate, avant qu'elle soit déjà tassée, n'oppose pas la même résistance sur toute la largeur de la bande qui sert à l'envelopper. La traction opérée par la main du chirurgien ne s'exerçant pas sur les bords de la bande avec la même intensité que sur la ligne centrale, le centre de la bande s'enfonce

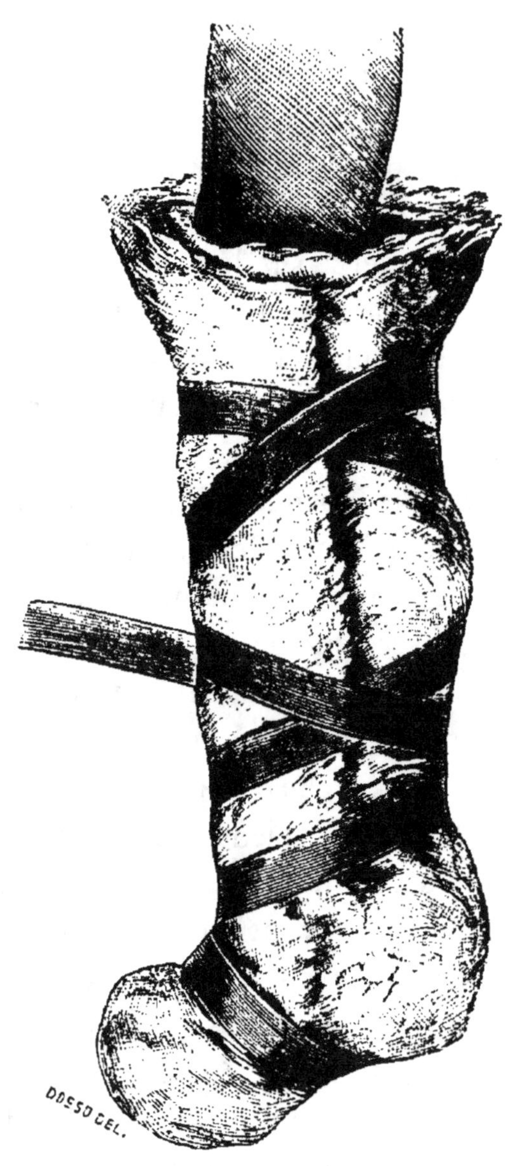

Fig 7. — Première bande maintenant la ouate sans l'affaisser.

dans la ouate, tandis que ses bords sont relevés en gouttière. C'est ce qui me fait dire qu'une force trop grande employée au commencement du pansement, fait agir les bandes à la manière d'une corde. (Voir fig. 1.) C'est pour n'avoir pas tenu compte de ce conseil que j'ai toujours donné à mes élèves, que des chirurgiens ont eu certains revers avec le pansement ouaté.

Au lieu d'appliquer la première bande comme on le fait ordinairement, je m'en sers à la manière des fileuses qui enveloppent avec un ruban la filasse de leur quenouille, en décrivant des spires qui laissent en plusieurs points la ouate à découvert. (Voir fig. 7.) Ce léger tassement facilite l'application des autres bandes et la rend plus facile.

Je ne me contente pas d'appliquer des bandes circulairement. Pour les fractures compliquées de plaie, plus encore que pour maintenir les lambeaux d'une amputation, j'applique une bande dans la longueur du membre; cette bande, dont un bout est maintenu par un aide au niveau de la hanche, descend le long de la cuisse et de la jambe, passe au-

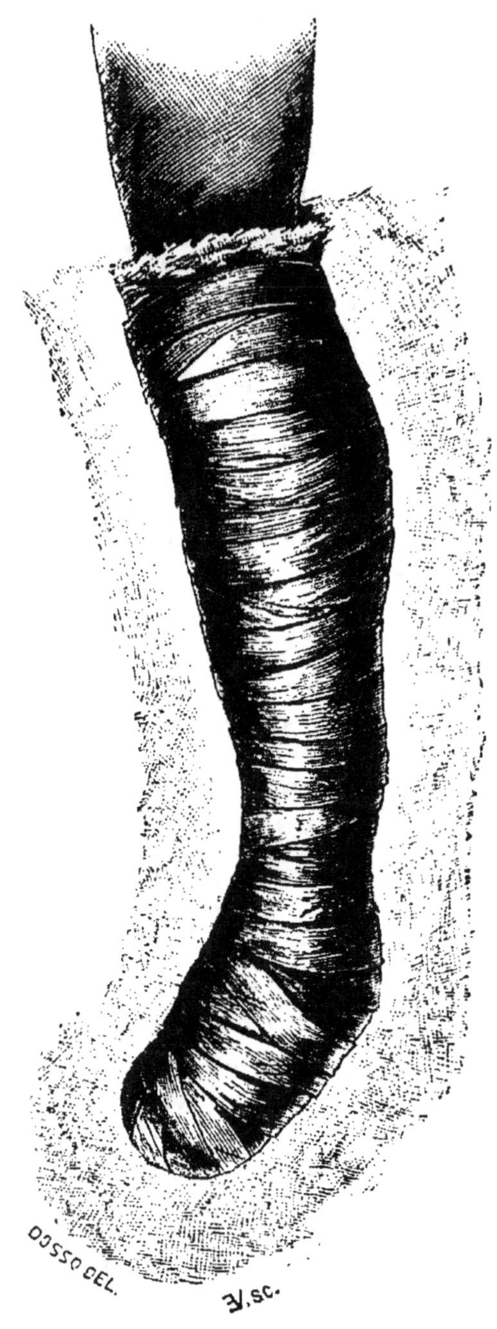

Fig. 8. — Montrant le pansement ouaté et indiquant le volume de la ouate avant la compression.

dessous du pied (voir fig. 2) et remonte ensuite jusqu'au bassin où elle est fixée par la main d'un aide. J'applique ensuite de nouvelles bandes circulairement. Pour le pansement d'une fracture de jambe, il faut employer au moins douze bandes de dix mètres chacune. Quand il y en a assez, le membre offre à la pression des mains une résistance telle que l'on parviendrait très difficilement à opérer la plus légère flexion au niveau de la fracture.

Quand le pansement est terminé on peut, sans la moindre difficulté, allonger le malade dans son lit.

Quoique l'on ait employé une énorme couche de ouate, le membre n'est pas excessivement volumineux quand la dernière bande est appliquée. (Voir fig. 8.)

J'ai supposé que le chirurgien arrivait avant que le blessé soit couché, et j'ai trouvé commode de le panser en le mettant dans la situation d'un blessé à qui l'on va couper la jambe. Comme le plus ordinairement il n'en est pas ainsi, comme il est indispensable d'épargner au malade les moindres mouvements

toujours douloureux, voici comment on procède au pansement chez un blessé qui est al-
longé dans son lit :

La ouate ayant été préparée, on lave le
membre avec des compresses imbibées d'une
solution d'acide phénique, sans lui imprimer
la moindre secousse qui, provoquant des
contractions musculaires, éveillerait de vives douleurs. J'emploie des compresses imbibées d'une solution phéniquée de préférence
aux éponges qui laissent écouler une grande
quantité de liquide dont les draps ne tardent
pas à être mouillés. A mesure que je mouille
une partie du membre avec la compresse imbibée, je me sers d'une autre qui est sèche,
pour essuyer. J'arrive ainsi très promptement
à nettoyer toutes les parties qui ne reposent
pas sur le lit. Le nettoyage du pied est une
tâche aussi difficile que répugnante, mais indispensable si l'on veut avoir un pansement
antiseptique.

Quand le premier lavage a été opéré, les
aides soulèvent le membre avec les plus
grandes précautions. Au moment où l'un
d'eux saisit la cuisse à pleines mains, un autre

prend le pied d'une main au niveau du calcanéum, tandis que de l'autre il maintient les orteils dans une direction perpendiculaire à l'axe de la jambe. Avec la main qui tient le calcanéum on exerce une traction dans le but d'empêcher les fragments de la fracture de s'entrecroiser ; puis, par un mouvement d'ensemble, la jambe et la cuisse sont soulevées. A ce moment, il faut qu'un aide passe sous le siège du blessé un coussin dur qui élève cette partie du corps au-dessus du plan du lit, pour que les aides ne soient pas forcés de tenir le membre à une trop grande hauteur, au moment où le rouleau de ouate devra passer au-dessous, parce que l'immobilité commandée aux aides est déjà assez difficile pour que l'on ne cherche pas à leur éviter la tâche pénible d'opérer un mouvement d'élévation, combiné avec la traction sans laquelle les fragments cesseraient d'avoir les rapports qui sont de la plus grande importance. M. Cusco a imaginé un *pelvi-support*, espèce de sellette sur laquelle le siège du malade repose à vingt centimètres au-dessus du plan du lit, dont on peut se servir avec avantage ; mais j'ai fini par lui préférer un coussin dur.

Ces précautions ayant été prises, le pansement se fait comme nous l'avons dit plus haut. Le lavage à grande eau est pratiqué dès que le membre a été soulevé par les aides. A ce moment, il faut qu'un d'eux soutienne doucement la jambe au niveau de la fracture, pour le cas où les aides n'opéreraient pas l'extension d'une manière suffisante.

Le pansement est le même pour une fracture de cuisse; mais il est rendu plus difficile par l'obligation où l'on est de le prolonger jusqu'au bassin inclusivement. Ce serait, en effet, bien mal comprendre son but que de se contenter d'envelopper le segment fracturé du membre. Pour la cuisse plus encore que pour la jambe et l'avant-bras, il est indispensable que le pansement s'étende assez loin pour que la compression de la ouate dans une grande étendue, mette obstacle au passage de l'air entre la peau et le pansement.

C'est pour le pansement d'une fracture de cuisse, compliquée de plaie, que l'on peut utiliser le *pelvi-support* de M. Cusco. Avec cet instrument ou sans lui, le temps dans lequel on entoure le bassin est d'une extrême difficulté. C'est pour cela qu'avant de procéder à cette partie du pansement, j'ai l'habitude d'appliquer la ouate et les bandes sur la cuisse et la jambe pour donner une certaine consistance à la partie fracturée, avant de panser le bassin. Pour qu'il y ait continuité du pansement, il faut faire empiéter sur la cuisse la ouate qui sert à envelopper le bassin.

Le pansement d'une fracture du bras, compliquée de plaie, différant de celui que l'on applique pour les fractures de l'avant-bras, de la jambe, etc., je tiens à dire comment je procède ordinairement : La plaie ayant été pansée avec la ouate, comme je l'ai indiqué pour la fracture de la jambe, page 134, j'enveloppe le membre tout entier recouvert de ouate, avec des bandes qui exercent une douce compression ; puis pliant l'avant-bras sur le bras, je rapproche le bras du tronc, comme s'il s'agissait de panser une fracture de la clavicule.

Enveloppant alors toute la poitrine d'une couche épaisse de ouate, je maintiens le pansement avec des tours de bande circulaires et

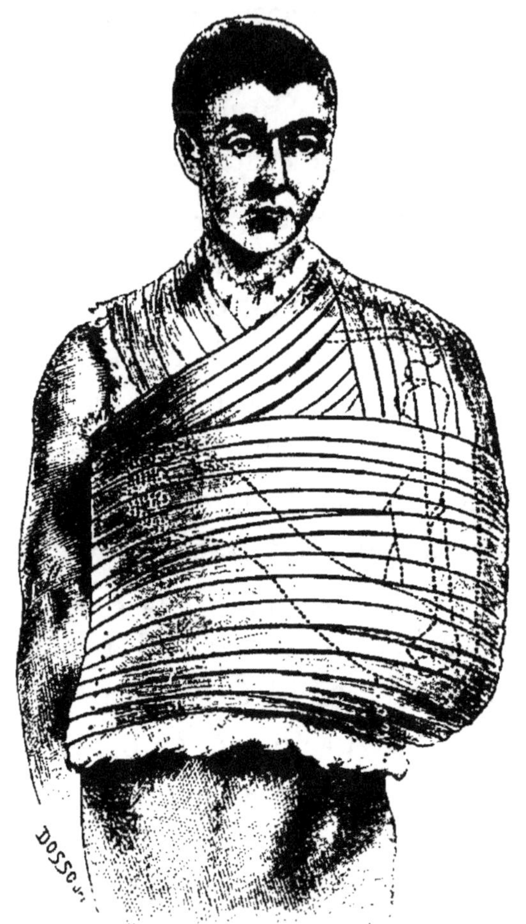

Fig. 9. — Montrant comment dans une fracture du bras
compliquée de plaie, le membre est maintenu appl-
qué contre la poitrine.

obliques qui exerçant une compression suffisante pour assurer l'immobilité des fragments, soutiennent le membre et l'appliquent vigoureusement contre la poitrine. (Voir fig. 9.)

Cette application du bras fracturé contre la poitrine est indispensable pour s'opposer à la mobilité des fragments.

En décrivant le pansement ouaté pour les amputations, j'ai ajourné l'exposition de ses avantages. Je ne peux pas me décider à suivre le même plan pour les fractures compliquées de plaie. J'ai hâte de dire avec quelle sûreté on peut prédire la guérison de ce terrible accident, quand on a recours à ma méthode. Après le pansement que je viens de décrire, le malade voit cesser ses souffrances, et ce soulagement est presque instantané. Le plus ordinairement, une heure ou deux après, il s'endort, et quand il se réveille, c'est à peine s'il se souvient d'avoir souffert.

Pour cette appréciation, il faut supposer deux cas : l'un dans lequel le chirurgien est appelé immédiatement après l'accident, l'autre quand il n'est appelé que plusieurs jours après. Dans le premier cas, la plaie ayant été bien lavée et débarrassée du sang provenant de la lésion des vaisseaux, on procède de suite au pansement qui est pour le blessé, quelque précautions que l'on prenne, l'occasion de douleurs assez vives, surtout quand les aides ne remplissent pas leur rôle avec une habileté consommée. Il faut s'attendre alors à ce que le calme se produise un peu plus tard que lorsqu'il s'agit d'une fracture existant déjà depuis quelques jours. Mais ce cas est pourtant plus favorable que le second, parce que l'on n'a à redouter que les conséquences de l'ébranlement nerveux, de ce que les Anglais appellent *shock*. On peut affirmer que, pour une plaie récente, le pansement ouaté mettra à l'abri de la septicémie (érysipèle, infection purulente et infection putride); tandis que dans le second cas, on est appelé le plus souvent pour l'application du pansement ouaté, quand déjà des manifestations septicémiques se sont produites.

J'ai d'abord hésité à recourir à ma méthode de pansement, que je craignais de compromettre, quand j'étais appelé près d'un malade ayant une température élevée, le pouls fréquent, de l'inappétence, du dégoût même pour les aliments, de l'insomnie, de l'agitation, un malaise général, bien qu'il n'y eût pas encore eu le frisson dénotant la forme de la septicémie qui se termine par la formation des abcès multiples de la pyohémie; je m'y suis pourtant décidé dans la plupart des cas. Ce n'est pas, en effet, à l'infection purulente que l'on a affaire dans ce cas, c'est l'infection putride qui se traduit par les symptômes que je viens d'énumérer; mais souvent ces symptômes ne tardent pas à être suivis d'un frisson avec claquement de dents dénotant la forme la plus grave de la septicémie. Il est impossible de préciser le degré de gravité auquel est parvenu l'empoisonnement du sang. On ne peut qu'affirmer la septicémie; on ne peut donc pas être certain qu'un traitement quelconque dissipera les accidents.

Dans les cas les plus graves que j'ai eu l'occasion d'observer, j'ai toujours eu à me louer d'avoir exposé ma méthode à être compromise. Toujours j'ai vu les symptômes de la septicémie se dissiper au bout de quelques jours, le calme et la joie renaître chez les blessés, et la guérison se produire comme par enchantement.

Je ne peux pas citer tous les faits de guérison, observés par moi dans les cas de fracture compliquée de plaie, quand déjà, au moment du pansement, des signes manifestes de septicémie s'étaient produits. Je n'en ai pas vu où les bienfaits de ma méthode se soient manifestés plus hautement que chez un blessé dont j'ai parlé dans un discours que je prononçai à l'Académie de médecine.

Je me contenterai de rappeler cette observation succinctement en reproduisant un passage de mon discours :

« J'ai eu dernièrement, disais-je, l'occasion de voir avec deux confrères, MM. Troisier et Demay, une femme qui avait eu la jambe écrasée par un omnibus de tramway. Il y avait plusieurs esquilles, et une plaie qui communiquait avec l'articulation tibio-tarsienne. L'accident avait eu lieu dix-sept jours avant que l'on m'appelât ; le pus était de mauvaise, de très mauvaise nature, très liquide, séreux et d'une odeur infecte. La malade ayant de la fièvre, un des médecins avait écrit à un chirurgien de venir faire l'amputation de la jambe, qui paraissait être la seule ressource pour sauver la vie de cette pauvre femme.

J'appliquai mon pansement, et quand, au bout de cinquante-cinq jours, nous l'enlevâmes, nous trouvâmes les os consolidés et la plaie fermée d'une manière si régulière et si complète, que l'on eût juré qu'il n'y en avait jamais eu.

L'absence absolue de mauvaise odeur et le bien-être ressenti par la malade, m'avaient décidé à ne pas toucher au pansement avant le moment où la guérison pouvait être complète.

J'ajoutais : M. Troisier, dont le mérite est apprécié de tous les médecins qui ont eu des relations avec lui, était émerveillé du résultat obtenu, et je doute que des chiffres de statistique eussent apporté à son esprit une conviction égale à celle qui était née de l'observation d'un fait unique, mais concluant. »

Je viens de dire combien sont prompts les bienfaits de ma méthode dans les cas de fracture compliquée de plaie. Tout se passe avec la plus grande régularité, le plus grand calme, l'absence de fièvre et de douleur dans l'immense majorité des cas ; mais j'ai eu l'occasion d'observer, surtout dans les fractures par arme à feu, quelques petits accidents que je dois mentionner :

Malgré le filtrage de l'air par la ouate enveloppant un membre qui est le siège d'une fracture avec plaie, j'ai eu l'occasion d'observer des abcès qui se formaient et s'ouvraient sans que le pansement eût été enlevé. On comprend facilement qu'un abcès ne peut pas se former sans occasionner une certaine douleur et un peu de fièvre ; mais la fièvre et la douleur ne sont pas d'une grande intensité. La première fois que je fus témoin de ce fait, c'était au mois d'avril 1871, chez un blessé de l'insurrection de la *Commune*, qui avait eu les deux os de l'avant-bras cassés par une balle. Le malade ayant été soumis à ma méthode de pansement, n'avait rien changé à sa manière de vivre. Levé de bonne heure, il se promenait et il mangeait comme un homme en bonne santé, lorsqu'au bout de quelques jours, il se plaignit de ressentir dans le membre blessé une assez vive douleur. A cette époque, quelques malades se plaignaient dans l'espoir que je serais tenté d'enlever leur pansement pour m'assurer de l'état de leur plaie. Comme j'étais moins désireux qu'eux de surveiller la marche de la cicatrisation qui se faisait chez tous mes malades d'une manière régulière, j'engageai le blessé à patienter. Quand j'enlevai son appareil, je reconnus que la plaie était fermée, mais au voisinage, un bourgeon charnu indiquait nettement qu'un abcès s'était formé en ce point. Une grande quantité de pus crémeux était d'ailleurs un indice de la formation récente d'une collection purulente qui s'était produite à l'époque où le malade avait dit ressentir une douleur qui s'était calmée subitement, lorsque le pus se fit jour à travers la peau ulcérée.

Si un abcès qui se forme n'est pas nécessairement un obstacle à la guérison, il n'est pas dit pour cela que l'on ne doit pas enlever le pansement d'un blessé chez qui l'on soupçonne la formation d'une collection de pus. Il pourrait, en effet, arriver que le pus, en s'accumulant, finît par fuser le long des gaines musculaires et tendineuses. Je dois pourtant dire dès à présent que je n'ai jamais observé cet accident. Mais en dépansant le malade, on fera cesser la douleur et l'on pourra, en ouvrant l'abcès avec le bistouri, hâter la solution de ce petit accident. Quand il y a douleur, il est donc prudent d'en rechercher la cause pour la faire cesser.

C'est d'ailleurs un fait d'une extrême rareté, et dans l'immense majorité des cas, tout se passe sous le coton dans un calme tel que le malade serait tenté de se croire guéri, si l'on ne lui répétait pas souvent qu'une fracture compliquée de plaie demande au moins les quarante jours sacramentels du traitement des fractures simples.

VI. — PANSEMENT DES RÉSECTIONS

Ce que je viens de dire du pansement des fractures compliquées de plaie, est absolument applicable aux résections.

Il y a pourtant dans le cas de résection deux modes de pansement : celui auquel j'eus recours dans les premiers temps de ma découverte, ressemble de tous points à celui que je pratiquais pour les amputations.

Pour être mieux compris, je supposerai la résection du coude :

Les aides maintenant l'avant-bras dans la flexion sur le bras et les deux segments du membre étant solidement fixés, le chirurgien, après avoir fait les lavages avec une solution antiseptique (j'ai déjà dit que c'est la solution d'acide phénique au vingtième que je préfère), j'interpose entre les parties molles et les extrémités des os un peu de ouate en flocons légers, pour empêcher les bords des os de blesser les muscles et la peau. Cela doit être fait de manière à ce que la surface du membre soit parfaitement régulière. Si la ouate faisait un relief sous la peau, elle exposerait celle-ci à être comprimée d'une manière fâcheuse. Il faut donc veiller à la bonne conformation du membre au niveau de la solution de continuité des os. ·

Quand les extrémités osseuses ont été emballées avec soin, on remplit le reste de la plaie avec des flocons de ouate plus larges ; on en met une quantité suffisante pour qu'après la compression pratiquée à l'aide des bandes, le membre ait, en ce point, un volume proportionné aux parties voisines.

Il est difficile d'indiquer d'une manière précise la quantité de ouate à employer.

S'il est indispensable d'en mettre assez pour prévenir la mortification de la peau par les extrémités des os, qui sont coupantes, il faut prendre garde d'en mettre une trop grande quantité, qui s'opposerait à un certain rapprochement des lambeaux. Je tiens à ce que ceux-ci soient soutenus par la ouate qui remplit la plaie, mais je veux qu'ils ne soient que soutenus et non renversés en dehors. Il faut aussi qu'ils soient étendus sur la ouate, de manière à ce que conservant leurs dimensions, sous le pansement, ils ne se rétractent pas. Cela est très important pour le moment où, les extrémités des os étant recouvertes de bourgeons charnus, on pourra rapprocher les bords des lambeaux et hâter ainsi la guérison.

Quand la plaie a été ainsi pansée, il ne reste plus qu'à envelopper le membre d'une quantité de ouate assez grande pour que l'on puisse exercer la compression avec les bandes, sans craindre qu'elle soit excessive. Il faut mettre des bandes jusqu'à ce que le membre ait une consistance suffisante pour qu'il résiste aux efforts que l'on fait avec les deux mains pour le fléchir au niveau du point réséqué.

Quelques chirurgiens, qui n'ont pas suffisamment expérimenté ma méthode de pansement, craignant que l'immobilité ne soit pas assurée, ont conseillé de recouvrir la ouate avec des bandes silicatées. Cela est absolument inutile, le pansement ouaté, fait comme j'ai enseigné à le faire, donne au membre enveloppé une consistance suffisante. Si, comme M. Ollier l'a conseillé, on mettait un bandage silicaté par-dessus, on mettrait la plaie dans des conditions défavorables, résultant de ce qu'au bout de deux ou trois jours, la ouate s'étant tassée, la compression ne serait plus exercée au degré qui produisant l'ischémie, s'oppose aux hémorragies et à l'inflammation. Cette compression est si utile que quelques chirurgiens, comme nous l'avons vu en parlant de la thèse de M. Mellié, élève de Broca, lui attribuent la part la plus importante dans les résultats obtenus.

Je soutiens que le pansement ouaté suffit dans toutes les phases du traitement qui suit une résection. Dès les premiers jours, il met la plaie à l'abri de l'empoisonnement par les corpuscules septiques de l'air; il assure l'immobilisation des parties divisées et s'oppose à ce que les parties molles soient blessées par les extrémités des os coupés. Plus tard, il maintient les rapports que le chirurgien s'efforce d'obtenir entre les os et les parties molles.

Quand je lis une observation de résection pour laquelle on a cru utile d'ajouter au pansement ouaté une gouttière dans laquelle on allonge le membre réséqué, je ne crains pas d'affirmer que le chirurgien ne sait pas pratiquer mon pansement. Quand ce pansement est bien fait, ni la gouttière, ni des bandes silicatées ne sont utiles. C'est une superfétation qui ne peut être que nuisible et gênante.

Quand on fait la résection d'une grande articulation comme celles du genou et du coude, il est, je crois, indispensable de recourir au pansement que je viens d'indiquer, parce que la ouate placée dans la coque ostéo-périostique que M. Ollier nous a appris à pratiquer, est un agent protecteur du périoste qu'il importe de conserver intact. Elle a, de plus, l'avantage de maintenir la forme du membre et d'empêcher le périoste de se plisser. Par ce procédé du pansement ouaté, c'est-à-dire en remplissant la plaie d'une grande quantité de ouate, j'ai obtenu dans les cas les plus graves des résultats tels, que les membres ont conservé leur forme et toutes leurs dimensions. Si je n'avais pas, moi-même, fait l'opération, j'aurais pu douter qu'une parcelle d'os eût été enlevée.

Pour les petites résections, quand on est en droit de tenter une réunion par première intention ; quand les muscles conservent au membre sa forme et son volume, le pansement doit être fait de manière à obtenir la réunion par première intention : après avoir lavé la plaie à grande eau avec l'eau phéniquée au vingtième, on réunit les lèvres de la plaie par quelques points de suture. La suture est faite avec du fil trempé dans l'eau phéniquée. Pour ce cas, il est même préférable de se servir du fil de Catgut.

Si le périoste est bien intact dans toute son étendue, à l'exception de l'endroit où l'on a dû l'inciser pour réséquer les os, on peut réunir les bords de la plaie dans toute leur étendue ; mais quand on craint que la réunion immédiate ne s'opère pas, on doit, à l'une des extrémités de la plaie, autant que possible dans le point le plus déclive, introduire une petite mèche de ouate qui ne s'oppose pas à ce que l'on exerce la compression du membre par le pansement ouaté, et qui supplée avec avantage les drains de caoutchouc.

Quand, après une résection, on cherche à obtenir une réunion par première intention, on doit empêcher le malade de se lever les premiers jours qui suivent l'opération, même lorsque les os réséqués sont ceux du membre supérieur. Il n'en est pas de même lorsque l'on se contente d'une réunion secondaire ; ce n'est, dans ce dernier cas, que pour le membre inférieur que le repos permanent au lit est de rigueur.

VII. — TRAITEMENT DES GAINES TENDINEUSES OUVERTES

Autrefois, quand une gaîne tendineuse était largement ouverte, la nécrose du tendon et l'impossibilité de se servir du doigt blessé étaient considérés comme la conséquence inévitable de cet accident. Une simple ouverture faite à une gaîne suffisait même pour donner naissance à des fusées purulentes dont la terminaison était toujours grave. Je ne crains pas de dire qu'avec le pansement ouaté on obtient des guérisons rapides, comme s'il ne s'agissait que d'une plaie simple.

Supposons qu'il s'agisse de l'ouverture de la gaîne d'un doigt. La main toute entière ayant été lavée le plus soigneusement possible avec de l'eau phéniquée au 40e ou au 50e, on lave la plaie à grande eau phéniquée au 20e, en ayant le plus grand soin de ne pas toucher la gaîne ouverte, soit que l'on se serve d'une éponge neuve, soit qu'on emploie (ce que je préfère) une compresse de linge bien blanc.

La gaîne ayant été bien lavée, on fait rentrer dans sa gaîne le tendon par-dessus lequel on rapproche les bords de la plaie. Les choses étant ainsi maintenues, le chirurgien enveloppe le doigt blessé d'une couche de ouate aussitôt saisie par la main d'un aide qui exerce une douce compression.

De la ouate ayant ensuite été interposée entre les doigts, on enveloppe d'abord le doigt dont la gaîne a été ouverte, en se servant d'une petite bande large de deux centimètres, ayant soin de proportionner la compression à l'épaisseur de ouate interposée entre la bande et le doigt. Je fais cette recommandation expresse, parce que la partie enveloppée étant séparée des autres doigts par un intervalle trop peu considérable pour qu'une grande épaisseur de ouate puisse être appliquée, on s'exposerait à produire de la constriction et de l'étranglement, si l'on déployait un peu de force en appliquant cette première bande.

Quand le doigt a été ainsi enveloppé, on procède au pansement de la main et de l'avant-bras qui, étant recouverts d'une grande épaisseur de ouate, peuvent être en-

tourés de bandes, comme nous l'avons indiqué pour les amputations et pour les résections des membres.

Si le pansement a été bien fait, on peut
exercer une certaine violence, un choc ou une
pression avec la main, au niveau de la gaîne
ouverte, sans y éveiller la moindre douleur.

Avec un peu d'habitude, on jugera bien
vite de la bonne ou mauvaise exécution. Il
faut de l'expérience pour savoir de suite si la
compression est suffisante. En pressant le
membre enveloppé avec les doigts, on sent
qu'on n'y enfonce pas, et qu'une résistance
notable est opposée par le bandage à la pression exercée par la main du chirurgien.

Il vaudrait mieux, si l'on n'avait pas une
grande habitude de ce pansement, s'exposer
à comprimer d'une manière insuffisante, que
de courir le risque de mortifier le doigt par
une constriction capable de produire la mortification ; on serait bientôt prévenu de la possibilité de cet accident si, restant quelque
temps auprès du blessé, on s'enquérait de ses
sensations ; car, quand la compression est
trop forte, la partie serrée s'engourdit, et le

malade ressent dans l'extrémité du doigt des picotements très pénibles.

Si au lieu du bien-être qui doit succéder au pansement bien fait, le malade se plaint d'être trop comprimé, si surtout il éprouve des élancements dans le doigt ou dans le reste de la main, il faut s'empresser de retirer le bandage, pour le remplacer par un autre qui sera moins serré.

Habitué aux accidents qui succèdent à l'ouverture des gaînes tendineuses, je n'employai d'abord mon pansement qu'avec crainte pour ce genre de blessure. Mais je ne tardai pas à reconnaître qu'il n'est pas une lésion pour laquelle il donne des succès plus éclatants. A la levée de l'appareil, au bout d'une quinzaine de jours, on est émerveillé en trouvant la plaie réunie par première intention, le doigt susceptible de s'étendre et de se fléchir, le tendon glissant dans sa gaîne restaurée.

Ces résultats sont en contradiction avec la physiologie pathologique que nos maîtres nous enseignaient. D'après eux, une synoviale ouverte devait presque fatalement donner lieu à des brides et à des adhérences qui s'opposaient plus tard aux glissements des parties recouvertes par cette espèce de membrane.

C'est qu'à l'époque de cet enseignement, on ne disposait pas d'une thérapeutique capable de s'opposer à l'inflammation des synoviales ouvertes. Aujourd'hui il n'y a ni brides ni adhérences, parce que la blessure se guérit par première intention.

Le traitement des gaînes ouvertes par un instrument coupant et quelquefois même par un instrument contondant, répond suffisamment aux théoriciens qui, n'ayant pas étudié ma méthode, ont voulu la juger par induction. Un professeur de l'École m'objectait un jour, en pleine Académie, que le pansement ouaté expose aux fusées purulentes. J'en rougis pour l'École, car jamais un de mes élèves n'a été à même d'observer cet accident. On peut même affirmer que c'est le seul moyen sûr de traiter l'ouverture des gaînes tendineuses, et qu'il n'en est pas de plus efficace pour s'opposer à ce que le pus fuse dans les gaînes.

VIII. — OUVERTURE DES ARTICULATIONS
CORPS ÉTRANGERS ARTICULAIRES

L'ouverture des grandes articulations était considérée par les anciens chirurgiens comme une plaie tellement grave, qu'elle devenait presque toujours cause de mort, ou nécessitait l'amputation, quand elle résultait de l'action d'un corps contondant. On admettait bien qu'une plaie simple pouvait quelquefois guérir sans suppuration; mais c'était tout à fait exceptionnellement.

Pour qu'on ne m'accuse pas de charger le tableau des accidents qui sont la conséquence des plaies articulaires, j'en emprunterai la description au *Traité de pathologie externe* de Vidal (de Cassis).

Voici ce que dit cet auteur pour qui j'ai toujours professé une grande estime : « Dans quelques cas, les plaies des articulations restent à l'état simple et guérissent promptement, soit sans phénomènes inflammatoires marqués, soit avec une inflammation légère de l'articulation qui se traduit par une hydarthrose subaiguë. Bien plus souvent, et surtout quand il s'agit de plaies contuses, ou même de plaies par instrument piquant ou tranchant que le malade a négligées, il se manifeste du deuxième au cinquième jour une arthrite aiguë qui se termine par suppuration. Les suites de cette phlegmasie varient; chez certains sujets, il se développe de bonne heure des accidents nerveux formidables qui prennent la forme du tétanos traumatique; d'autres succombent avec tous les phénomènes d'une résorption purulente. Ceux qui échappent à ces premiers accidents sont quelquefois emportés par l'abondance de la suppuration qui les épuise; d'autres encore, et c'est là une des complications les plus graves, offrent tous les phénomènes d'une résorption putride, conséquence de la putréfaction que subissent au contact de l'air le sang et le pus accumulés dans l'article. Quelquefois, cependant, les blessés guérissent après un temps plus ou moins long; la suppuration, très abondante d'abord, diminue peu à peu; les cartilages articulaires s'exfolient; les portions d'os nécrosées sont éliminées; les surfaces articulaires se soudent, d'où une ankylose complète ou incomplète. »

Ce tableau, assez effrayant des suites d'une plaie articulaire, est peut-être au-dessous de la vérité. Je ne me souviens pas d'avoir vu, quand j'étais étudiant, une de ces plaies se terminer autrement que par l'amputation ou par la mort. Il n'en pouvait pas être autrement à une époque où, pour prévenir les accidents, on s'empressait de couvrir de sangsues la peau voisine de l'articulation. C'était la pratique de Lisfranc et de Blandin, dont j'ai suivi les services pendant plusieurs années.

Depuis que j'ai démontré l'origine miasmatique et non inflammatoire de l'infection purulente et de l'infection putride, on n'est plus tenté d'avoir recours à des émissions sanguines pour arrêter l'évolution de ces accidents; on sait qu'il n'y a pas de moyen plus propre à en favoriser le développement que d'affaiblir les malades en leur retirant du sang, tandis qu'on s'oppose sûrement à la production de l'infection putride et de l'infection purulente, en empêchant les corpuscules

animés ou vibrions atmosphériques de se déposer dans les plaies articulaires.

Les chirurgiens savaient déjà que le danger
des plaies des grandes articulations provient
de l'air ; mais ils ignoraient ce qu'il contenait
de dangereux. Avant que j'eusse découvert
que ce n'est pas l'air, mais le poison qu'il
contient qu'il faut combattre, on avait déjà
imaginé des méthodes et procédés opératoires
qui avaient rendu moins dangereuses les opérations que l'on pratique sur les grandes articulations. La plus ingénieuse était, sans con-
tredit, celle que Goyrand (d'Aix) nous avait
enseignée pour extraire les corps étrangers articulaires. Refoulant le corps étranger
avec le pouce vers la partie supérieure de l'articulation, le chirurgien l'y fait maintenir par
un aide habile ; puis, enfonçant un long téno-
tome pointu à 4 ou 5 centimètres de ce point,
il le dirige vers le corps étranger au-dessus
duquel il le fait passer en ouvrant la membrane synoviale qui le recouvre. Quand l'incision des tissus profonds est suffisante, le
corps étranger, pressé par les doigts qui le
poussaient de bas en haut, leur échappe en

pénétrant dans la voie qui vient de lui être ouverte. Il parvient ainsi jusque sous la peau où on l'abandonne.

Cette opération est parfaitement imaginée pour soustraire l'articulation aux conséquences fatales des plaies articulaires, et j'y aurais eu recours encore dans ces derniers temps si je n'avais tenu à prouver que par ma méthode il n'y a aucun danger à ouvrir une articulation aussi largement que possible. Dans la dernière opération que je fis à l'Hôtel-Dieu, j'eus à enlever un corps étranger tenant à une frange dans toute sa longueur. Je dus, pour le découvrir, pratiquer à la partie interne du genou une incision longue de six ou huit centimètres et détacher le corps étranger avec des ciseaux, ce qui causa l'écoulement de quelques gouttes de sang sur les condyles du fémur qui étaient exposés devant les assistants, comme si nous avions fait l'autopsie de l'articulation.

La plaie ayant été lavée avec une solution phéniquée, j'appliquai le pansement ouaté sur le pied, la jambe et la cuisse, le membre étant tenu dans l'extension. Je me contentai, pour fermer la plaie, d'en rapprocher les bords et de les unir par un seul point de suture. Le bandage compléta le rapprochement et en assura le maintien. Les suites de l'opération furent aussi heureuses que possible. Il n'y eut ni douleur, ni fièvre. Le malade mangea le jour même, et nous eûmes beaucoup de peine à lui faire comprendre qu'une imprudence pourrait avoir de graves conséquences.

Quand, au bout de trois semaines, j'enlevai le bandage, la plaie était fermée et le genou était sec et ratatiné comme le reste du membre, par suite de la compression. Par prudence, je fis un nouveau pansement ouaté, et j'eus la satisfaction de voir le malade sortir de l'hôpital n'éprouvant qu'un peu de gêne pour les mouvements d'extension et de flexion du genou, que l'exercice ne tarda pas à dissiper.

Dans deux autres opérations que j'ai pratiquées à l'Hôtel-Dieu, le résultat fut le même; il n'y eut point d'ankylose, et si un peu de raideur dans l'articulation se manifesta dans les jours qui suivirent, les mouvements ne tardèrent pas à se rétablir et à reprendre toute leur souplesse. Si M. G. Bernard, qui a parlé (1) d'un cas qu'il observa dans mon service en 1877, avait pris la peine de revoir le malade avant sa sortie de l'hôpital, il n'aurait pas excité la colère de mes internes en donnant la raideur articulaire comme une suite fâcheuse de l'opération.

J'affirme, et je ne serai démenti par aucun de mes élèves, que le pansement ouaté appliqué au traitement de l'extraction des corps étrangers articulaires, prévient tous les accidents qui étaient autrefois la conséquence de ce genre d'opération. Pourquoi craindre la raideur de l'articulation, puisqu'il n'y a pas la moindre inflammation ? Tout autre qu'un élève inexpérimenté n'a pas de peine à comprendre que la jambe et la cuisse ne peuvent pas être maintenus dans l'extension pendant un mois par un appareil compressif, sans qu'il y ait, pendant quelques jours, un peu de raideur dans le membre et un peu moins de souplesse dans les mouvements. Mais ce n'est pas la conséquence de l'opération, c'est celle de l'immobilité.

(1) G. Bernard, *Étude sur les corps étrangers articulaires.* Thèse. Paris, 1877.

Il ne peut plus y avoir de doute sur l'innocuité des opérations pratiquées sur les articulations, quand on a recours au pansement ouaté.

On peut encore espérer la guérison quand, à la suite d'une violente contusion, la plaie articulaire a suppuré. J'en ai eu dans ma pratique des exemples très remarquables que je pourrais citer. Je préfère reproduire ici deux observations que j'emprunte à mon ami Verneuil (1).

Large plaie de la face interne du genou gauche communiquant avec l'articulation et avec le foyer d'une fracture de l'extrémité supérieure du tib·a. Pansement ouaté; guérison sans accidents.

X..., trente-huit ans, charretier, de taille moyenne, assez chétif et maigre, affirme qu'il jouit d'une excellente santé tout en avouant des habitudes d'intempérance. Le 1ᵉʳ mars 1877, il fait une chute dans laquelle la roue de sa voiture assez fortement chargée passe sur ses deux jambes. Il en résulte, à droite, une fracture simple des deux os vers le tiers inférieur, et à gauche des lésions beaucoup plus sérieuses, savoir : une plaie contuse mesurant 10 centimètres environ en longueur, 4 à 5 au moins en largeur, siégeant sur

(1) Tome II des *Mémoires de chirurgie*. (Verneuil.)

la partie interne du genou au niveau de la saillie des condyles et arrivant jusqu'aux os ; — un épanchement considérable de sérosité, peut-être de sang, dans l'articulation ; — enfin une fracture du tibia immédiatement au-dessus du plateau articulaire. D'après la profondeur, l'étendue et le siège de la plaie, on pense presque avec certitude qu'elle communique à la fois, directement ou indirectement, avec la cavité articulaire et le foyer de la fracture. L'interne de service, appelé aussitôt, donne les premiers soins; il réduit et maintient dans une gouttière la fracture simple de la jambe droite; il place également et fixe avec soin dans une autre gouttière le membre gauche sans avoir à corriger de déplacement, puis il prend immédiatement des précautions contre l'altération des fluides épanchés dans la plaie contuse. Celle-ci est débarrassée de ses caillots et minutieusement nettoyée avec l'eau phéniquée à 2 p. 100. Ce même liquide sert à imbiber des compresses de mousseline dont on recouvre la plaie et la face antérieure du genou. Ce pansement est humecté plusieurs fois dans la soirée et dans la nuit. On prescrit quelques centigrammes d'extrait thébaïque. Le lendemain, je constate les lésions précitées et j'accepte le diagnostic de plaie contuse pénétrante du genou ; mais je m'abstiens naturellement de toute exploration directe de la plaie. J'approuve d'ailleurs hautement tout ce qui a été fait : grâce aux prescriptions la nuit a été calme, l'etat général est bon et les douleurs sont presque nulles. La fièvre traumatique qui s'allume si vite après les plaies contuses, a été enrayée par le pansement antiseptique et le thermomètre est à 37°,3. J'applique sur la fracture simple du côté droit un appareil de Scultet, puis à gauche un pansement ouaté allant du cou-de-pied à la hanche.

L'observation pourrait à la rigueur se terminer ici, car à partir de ce moment je n'ai plus rien d'important à noter. Qu'il me suffise de dire qu'il n'y a eu ni fièvre, ni douleurs, ni trouble quelconque, soit dans la santé générale, soit dans l'exercice des grandes fonctions. L'appareil a été levé pour la première fois au bout d'un mois, et comme d'habitude, nous avons trouvé une plaie large encore, mais recouverte de bourgeons charnus luxuriants. L'épanchement articulaire avait entièrement disparu et il n'y avait ni gonflement, ni déplacement, à peine un peu de sensibilité au niveau de la fracture. L'appareil ouaté fut renouvelé deux fois pendant le second mois, puis on fit un pansement simple à l'eau phéniquée jusqu'à la cicatrisation complète, qui eut lieu vers la fin du troisième mois. A cette époque, le malade marchait avec des béquilles et commençait même à s'appuyer sur son membre. Le genou conservait une certaine raideur, mais le retour des mouvements s'accentuait de jour en jour. Depuis un mois la fracture de la jambe droite était tout à fait solide.

Fracture du genou compliquée d'une large plaie communiquant avec l'articulation. (Berger.)

Lefebvre Ed., âgé de quarante-six ans, forgeron, entre le 26 septembre 1876 à l'hôpital de la Pitié, salle Saint-Louis, numéro 48, où je suppléais M. le professeur Verneuil. Ce jour même, à 9 heures du soir, une machine de traction de tramway, pesant 4,000 kil., est tombée sur son genou droit. Comme il existe une large plaie à la région interne de l'articulation atteinte, l'interne de garde la lave avec soin avec la solution phéniquée à 2,5 p. 100 et applique sur la plaie de la gaze trempée dans la même solution; le membre est immobilisé dans une goutière. Toute la nuit, le malade a présenté une agitation extrême et du délire alcoolique. Le lendemain 27 septembre, je constate un écrasement plutôt qu'une fracture à l'extrémité supérieure du tibia, et probablement une fracture du condyle interne du fémur. Toute la partie supérieure de la jambe, surtout en dedans, est le siège d'une infiltration sanguine qui détermine une tuméfaction énorme; le genou lui-même est le siège d'un épanchement qui accroît la déformation. Au niveau de la face interne de l'articulation, en arrière du bord postérieur du condyle interne du fémur, est une énorme plaie de 8 centimètres de long, à bords contus, machés; il s'en écoule un liquide sanglant, mêlé de nombreuses gouttes huileuses, et, en examinant avec soin sa surface, on y trouve un petit fragment de cartilage diarthrodial, complètement séparé, et dont la face profonde est encore doublée d'un peu de tissu osseux. La douleur est très considérable. Le blessé, vigoureux et fortement bâti, présente une teinte subictérique de la peau et une coloration jaune des conjonctives; le foie déborde de près de quatre travers de doigt les fausses côtes droites. L'agitation alcoolique est extrême et s'accompagne de tremblements de la langue, des mains, et de mussitation ; la peau est couverte de sueur, tous les muscles de la face, du cou et des membres sont animés de contractions saccadées, irrégulières, continuelles. Je fais endormir le malade, et quand il est plongé dans l'anesthésie chloroformique, j'enveloppe tout le membre dans un appareil ouaté de Guérin, appliqué avec la plus grande rigueur sous le nuage phéniqué. Pendant plusieurs jours, nous crûmes perdre ce blessé : l'agitation alcoolique était continuelle et ne cédait qu'à des doses considérables d'opium. Le dixième jour même, alors que le calme paraissait s'être rétabli, l'interruption momentanée de la médication narcotique amena un violent retour de délire alcoolique. L'ictère traumatique se prononça et persista plus de quinze jours; après lesquels, il disparut. La température, dès le troisième jour, dépassa 40° et resta, avec les rémissions matinales, à ce chiffre élevé jusqu'au dixième jour ; puis elle décrut rapidement et revint à la normale, qui ne fut pas dépassée à partir du quinzième jour. L'appareil ouaté ne fut enlevé que le quarante-deuxième jour, alors que tout phénomène inquiétant avait depuis longtemps disparu. La plaie bourgeonnait alors en surface et ne communiquait certainement plus avec le foyer de la fracture ni avec l'articulation. Le pansement ouaté fut rétabli. Néanmoins, et quoique ce changement eût été fait à l'amphithéâtre, sous le nuage d'acide phénique et avec les précautions extrêmes de la méthode antiseptique, la température s'éleva un peu (39°) le soir. Le lendemain, tout était rentré dans l'ordre. Le second appareil fut laissé quinze jours et remplacé alors pendant quinze autres jours par un troisième appareil ouaté que l'on plaça avec le même excès de précautions. Au bout de ce temps, la fracture était consolidée, la plaie presque entièrement fermée. Le genou ne présentait aucune déformation, mais il faisait un angle de 170° environ et paraissait absolument ankylosé. Dans la suite, un peu de mouvement revint dans la jointure. Le blessé sortit de l'hôpital le 23 janvier 1877 pour aller à Vincennes. Il revint me voir trois mois après ; il marchait alors aisément en s'aidant d'un bâton, mais l'articulation, qui était dans une extension à peu près complète, ne pouvait effectuer que des mouvements de flexion des plus limités.

M. Berger ayant reproduit cette dernière observation dans un travail publié en 1878 (1), ajoute cette réflexion : « Dans un cas aussi grave, en présence de lésions locales aussi considérables, j'eusse eu certainement recours à l'amputation immédiate, si l'état du malade, qui était atteint de délire alcoolique, si l'ictère traumatique qui était apparue, avaient laissé à l'opération quelque chance de succès. Ce fut donc en désespoir de cause que je conservai le membre, m'attendant chaque jour à

(1) *France médicale.*

l'explosion d'accidents locaux ou généraux dont l'approche semblait inévitable. »

IX. — BROIEMENT DES MEMBRES

A notre époque, où la chirurgie conservatrice compte presque autant de partisans que de chirurgiens, on était encore dans l'obligation de sacrifier des membres qui avaient subi de grands délabrements. Avec ma méthode de pansement, on ne devra jamais se résoudre à ce sacrifice avant d'avoir tenté de conserver le membre broyé, toutes les fois que les lésions artérielles ne mettent pas obstacle à la circulation dans la totalité du membre.

J'ai vu des mains hachées par des machines, les doigts coupés en plusieurs points, ne tenant plus au reste du corps que par des lambeaux de peau et par des tendons plus ou moins endommagés; on eût dit, il y a vingt ans, que c'était folie que de penser à conserver un membre ainsi mutilé ; et quand, au bout d'un mois, on enlevait le pansement ouaté, on trouvait la main dans l'état le plus

rassurant. Les gaines étaient restaurées, les
os étaient en partie consolidés, et l'on pouvait affirmer avec certitude que le membre
était sauvé.

C'est pour ces cas surtout que le mot d'em-
ballage, dont je me suis souvent servi, exprime bien l'opération par laquelle on procède à l'enveloppement des parties broyées.
Il faut y conserver la vie, et, par conséquent,
prendre garde d'empêcher la circulation d'y
continuer et, pour quelques parties, de s'y
rétablir. D'un autre côté, s'il est nécessaire
d'exercer une compression capable de s'opposer à l'hyperhémie et à ses conséquences,
il n'est pas moins indispensable de maintenir les parties dans leurs rapports normaux.
Dans ces cas de grands délabrements, on a
à reconstituer une main dont les éléments
sont dissociés.

Pour un chirurgien plus soucieux de faire
vite que de bien faire, il y a là une grande ten-
tation de se débarrasser de tout cela par une
amputation.

Pour le médecin digne de ce nom, ce serait un crime, aujourd'hui que nous avons la

presque certitude de conserver des membres ainsi délabrés. Voici comment on procède au pansement :

Un aide appliquant une main sous celle du blessé, le chirurgien, après avoir lavé avec la solution phéniquée au 20ᵉ, comme je l'ai déjà si souvent indiqué, s'efforce de redonner aux parties leurs rapports normaux ; puis, partiellement, il panse chaque doigt l'un après l'autre. Souvent, il est utile de commencer par envelopper le segment du membre qui offre le plus de consistance ; on épargne ainsi certaines douleurs au blessé.

Les doigts ayant été enveloppés de ouate, chacun isolément, on les rapproche, en interposant pourtant dans leur intervalle des lames de ouate capables d'empêcher la compression d'être douloureuse.

Toutes les parties ayant été bien enveloppées, on les recouvre de bandes de toile qui, d'abord, s'appliqueront doucement sur la ouate. Ce n'est qu'au moment où l'appareil aura déjà acquis une certaine consistance, que l'on pourra exercer une compression suffisante, au degré que nous nous sommes efforcé d'indiquer approximativement. Je dis approximativement, car l'expérience seule peut apprendre la quantité de force à déployer et le nombre de bandes à employer.

C'est pour moi une source très grande de bonheur que de penser qu'après ma mort je contribuerai encore, par mon invention, à conserver des membres que l'on ne pourrait pas conserver sans avoir recours à ma méthode de pansement.

Il ne faut pas croire que le nombre des mains broyées soit peu important. Dans tous les centres industriels et aussi à la campagne, où les paysans sont plus imprévoyants que les ouvriers des fabriques, on a l'occasion d'observer cet accident. Si l'on se sert du pansement de Lister, on peut empêcher le blessé de succomber à la septicémie, mais on ne peut pas espérer les résultats que l'on obtient par le pansement ouaté.

Un jour je revenais de Bretagne à Paris. Un médecin que je trouvai à la campagne me dit qu'un paysan avait eu la main et l'avant-bras broyés par une machine à battre. Il avait appelé un de ses confrères pour pratiquer l'amputation. Il n'avait pas voulu, me dit-il, me déranger, quoiqu'il eût désiré vivement me confier cette opération. Je lui répondis que, très probablement, je n'aurais pas amputé, ayant déjà conservé beaucoup de membres que tous les chirurgiens coupaient autrefois. Je lui conseillai d'avoir recours au pansement ouaté que j'avais déjà appliqué devant lui. Il me fit des objections, et pourtant, après mon départ, il se décida à tenter la conservation de la main qui, disait-il, était hachée. Quand, au bout de quinze jours, il enleva le pansement, son étonnement fut grand en voyant les plaies en voie de guérison, et le membre ayant repris une conformation à peu près normale. Depuis cette époque, il n'a plus recours à l'amputation pour cet accident qu'il a eu plusieurs fois l'occasion d'observer.

X. — PLAIE D'AMPUTATION DU SEIN

Si l'on tient compte de l'importance que j'accorde au rôle que la compression joue dans ma méthode de pansement, on comprendra les doutes qui s'élevèrent dans mon esprit sur les résultats probables du pansement ouaté appliqué aux plaies du sein.

Quand une malade a subi une grande mutilation, quand elle a perdu une certaine quantité de sang et que son économie tout entière a été ébranlée par l'appréhension pendant plusieurs jours presque autant que par l'opération elle-même, elle est bien mal disposée à supporter la compression de la poitrine.

On ne peut pas, d'ailleurs, se dissimuler qu'il est bien difficile de maintenir d'une manière permanente le degré de compression nécessaire pour appliquer la ouate sur une grande étendue de la poitrine dont les mouvements d'aspiration et d'expiration tendent sans cesse à mettre obstacle au but que l'on veut atteindre. Je m'étais fait toutes ces objections, et pourtant je me suis décidé à n'en tenir compte que dans une certaine limite. Je crois qu'il y a des femmes trop affaiblies pour pouvoir respirer après une grande opération, quand on leur serre la poitrine dans un pansement ouaté ; pour celles-là, le pansement phéniqué est seul applicable. Elles appartiennent ordinairement à la classe pauvre qui va demander des soins à l'hôpital. Les femmes du monde qui ont l'habitude de porter un corset très serré, supportent sans la moindre difficulté le bandage ouaté, avec le degré de compression qui est nécessaire pour que l'air ne passe pas sans être filtré entre la ouate et la peau.

Voici comment on doit procéder au pansement :

La malade étant assise sur le lit où elle a été opérée, on lave la plaie et toute la poitrine avec une solution d'acide phénique, comme je l'ai déjà indiqué. On réunit les lèvres de la plaie avec des épingles et la suture entortillée, ou avec du Catgut servant à faire une suture à points séparés, puis on lave de nouveau avec une solution au vingtième, et aussitôt une grande plaque de ouate est placée sur la plaie pour empêcher les corpuscules de l'air d'y tomber.

Cette plaque étant maintenue soigneusement par un aide, le chirurgien prenant un rouleau de ouate, d'une largeur de vingt centimètres, l'applique sur la poitrine en faisant un huit de chiffre, plaçant l'une de ses extrémités sur l'épaule saine et portant le rouleau sur le sein opéré, pour passer derrière le tronc et le ramener en avant sur l'autre sein, puis sur la seconde épaule, d'où il descend derrière la poitrine et est ramené transversalement sur le sein opéré et un peu au-dessous, d'où on le porte de nouveau sur l'épaule saine, puis sur le sein opéré et ainsi de suite.

De cette manière, la ouate s'applique plus exactement et elle a moins de tendance à remonter vers le menton que lorsque l'on se contente d'entourer la poitrine transversalement.

La ouate ayant été ainsi appliquée en quantité suffisante, on la recouvre de bandes dont le nombre varie nécessairement suivant le volume et l'embonpoint des malades, et qui doivent décrire la même figure que le rouleau de ouate, en passant sur les deux seins et sur les épaules.

Pendant l'application du bandage, quand la compression commence à devenir un peu forte, il faut recommander à la malade de faire de grandes inspirations, pour se bien assurer que la respiration peut s'opérer dans toute son étendue. J'ai déjà, en commençant cet article, parlé de l'importance qu'il y a à ce qu'un opéré ne soit pas gêné pour une des fonctions les plus importantes de la vie.

C'est pour cette région qu'il est le plus difficile d'appliquer le pansement ouaté. On comprend, en effet, que la poitrine, en se soulevant et en s'abaissant, tend à laisser un vide sur les confins du bandage. C'est une raison pour exercer une surveillance plus active encore que lorsqu'il s'agit de l'amputation d'un membre ou d'une résection.

S'il ne s'agissait que d'enlever une tumeur peu volumineuse de la mamelle, je n'insisterais pas tant sur les difficultés du pansement; mais comme je suis convaincu que pour avoir des chances d'une guérison définitive des sarcomes et des épithéliomas du sein, il faut toujours enlever la glande mammaire tout entière, et que, sans cette précaution, on voit parfois le cancer reparaître avant que la plaie de l'opération soit guérie, j'ai, depuis longtemps, l'habitude d'enlever toute la mamelle, en ayant soin de comprendre dans l'amputation toutes les parties de la peau qui adhèrent à la glande ; de cette manière, je fais une énorme plaie allant jusqu'au creux axillaire.

Souvent de nombreux vaisseaux sont ouverts, il faut les lier avec le soin le plus minutieux, car le moindre écoulement de sang suffit pour traverser toute l'épaisseur de la ouate et pour s'opposer à ce que l'air ne puisse plus arriver sur la plaie que parfaitement filtré.

Comme le pansement est fatigant pour la malade, il faut tâcher de faire en sorte qu'on n'ait pas besoin de le mettre deux fois, bien que, la seconde fois, on soit dans des conditions plus favorables, n'ayant plus affaire à un sujet se réveillant du sommeil chloroformique et venant de subir un ébranlement considérable.

Si l'hémostase est parfaite, si l'on est bien sûr que la plaie restera sèche dans les premières heures qui suivront l'opération, on peut la réunir dans toute son étendue. Mais si l'on a le moindre doute à ce sujet, il faut la laisser ouverte dans une longueur de deux ou trois centimètres, près du creux axillaire, et pour assurer l'issue du sang et l'empêcher de s'accumuler sous les lambeaux réunis, introduire en ce point une petite mèche de ouate dont je me suis toujours servi avec avantage pour remplacer les drains de caoutchouc. C'est une précaution que je ne saurais trop recommander, car, bien que la compression du bandage soit de nature à prévenir une hémorragie, il ne faut pas oublier qu'avec la ouate et des bandes on ne fait qu'une compression élastique, par conséquent susceptible de laisser, ici, suinter un peu de sang, qui doit trouver une issue immédiate, si l'on ne veut pas qu'il s'accumule insensiblement dans la plaie.

Les chirurgiens qui ont suivi les progrès récents de la chirurgie, n'ignorent pas que le sang qui s'accumule dans une plaie et qui s'y coagule, constitue un danger pour le malade, en l'exposant à une des formes de la septicémie. Je n'ai pas besoin d'ajouter que l'on ne peut pas espérer une réunion immédiate des surfaces qui sont restées plusieurs heures en contact avec du sang qui s'interpose entre elles.

On a bien moins à craindre l'écoulement d'une certaine quantité de sang, quand la peau, ayant été enlevée dans une très grande étendue, les lèvres de la plaie ne peuvent plus être rapprochées et réunies par une suture. Comme dans ce cas, on doit placer de la ouate sur toute la surface cruentée, la compression et les fibrilles du coton suffisent pour achever l'hémostase, quand de très petits vaisseaux ouverts ont échappé à la ligature et à la torsion. Dans ce cas, le pansement est à peu près celui que nous avons décrit pour les résections : de la ouate est appliquée dans la plaie, dont les lambeaux sont rapprochés juste assez pour qu'ils ne perdent rien des dimensions qu'ils ont à ce moment ; puis les rouleaux de ouate ayant été appliqués comme nous l'avons dit plus haut, on termine le bandage par l'application des bandes.

Quand les lambeaux sont assez grands pour que leurs bords soient réunis par la suture, on a les plus grandes chances d'obtenir la réunion par première intention, et je resterai strictement dans la vérité en disant que pour moi, c'est la règle. Ce n'est qu'exceptionnellement que la réunion immédiate n'est pas complète au bout de six jours, quand j'enlève les épingles ou les fils d'argent qui m'ont servi à pratiquer la suture.

Il m'est arrivé même de l'obtenir dans toute la partie suturée, bien que la perte de substance eût été trop considérable pour que les lèvres de la plaie pussent être mises en contact dans toute son étendue. On sait pourtant qu'une condition indispensable du succès, est que les parties dont on cherche la réunion par première intention, ne soient pas distendues. Leur distension les dispose à la mortification, et quand elle n'est pas assez forte pour produire ce résultat, elle est toujours nuisible en diminuant la vitalité des lambeaux.

Si j'ai réussi dans les circonstances défavorables dont je viens de parler, je le dois, en grande partie, à ce que par la compression douce, je soutiens les lambeaux distendus.

Avant de finir ce qui est relatif au pansement des plaies du sein, je tiens à donner un dernier conseil dont il faut absolument ténir compte :

On doit attendre que la malade soit réveillée pour procéder à l'application des bandes. En faisant autrement, on s'expose à ce que la malade ait une syncope pendant qu'on la tient assise, et le chirurgien pressentant la possibilité de cet accident, se presse et fait moins bien que lorsqu'il n'a rien à craindre. Ai-je besoin d'ajouter que l'on ne peut pas, sans appréhension, comprimer la poitrine d'une malade qui est encore sous l'influence du chloroforme et qui a besoin de toutes ses ressources physiologiques pour lutter contre les accidents possibles de l'anesthésie ?

Bien que j'aie, plus d'une fois, procédé au pansement avant que les malades fussent réveillées, je conseille, pour les raisons que je viens d'indiquer, de faire autrement.

XI. — PLAIES DU THORAX

S'il est difficile d'exercer une compression forte pour le pansement d'une plaie d'amputation du sein, immédiatement après le réveil du malade qui vient d'être chloroformé, il en est à peu près de même quand il s'agit d'une plaie pénétrante du thorax. Il n'y a pas un chirurgien, ayant quelque expérience, qui n'ait vigoureusement comprimé la poitrine dans un cas de fracture de côtes, je crois pourtant qu'ici comme pour l'amputation de la mamelle, on ne peut pas comprimer comme lorsque l'on fait le pansement sur un membre.

Dans une plaie pénétrante de la poitrine, sans complication de fracture, il est commandé d'appliquer la ouate en grande quantité, et de la maintenir par un bandage de corps sur lequel on fait passer de nombreux tours de bande. La compression doit être en rapport avec la tolérance du blessé, elle a l'avantage de resserrer la cage thoracique sur le poumon blessé et de s'opposer ainsi à l'épanchement de sang dans la cavité de la plèvre, mais il faut tenir compte de la dyspnée qui est la conséquence d'une plaie du poumon, et il ne faut pas s'exposer à l'augmenter par une compression exagérée.

Il n'en est pas tout à fait de même lorsque l'on est appelé à donner des soins à une fracture de côtes, compliquée de plaie. La fracture de côtes exige que les pièces qui composent la cage thoracique soient immobilisées, et pour cela la compression est indispensable. On la pratique dans les cas de fracture simple avec une ceinture de gymnastique, ou, à son défaut, avec un bandage de corps très serré. Lorsque la fracture est compliquée d'une plaie du poumon, il faut autre chose que le bandage de corps ou la ceinture de gymnastique. Pour ce cas, j'ai encore eu beaucoup à me louer du pansement ouaté. Un des cas les plus remarquables qu'il m'a été donné d'observer, est celui d'un chasseur qui reçut à bout portant dans la poitrine un coup de fusil chargé de plomb n° 4. Toute la charge avait percé la peau un peu au-dessous de l'aisselle et sur la région mammaire, dans l'étendue d'une feuille de papier in-18. Je pus compter plus de cent trous, et plusieurs avaient manifestement laissé passer plusieurs plombs.

Quatre ou cinq côtes avaient été fracturées comminutivement ; en ce point, la main qui explorait la région donnait d'abord la sensation d'une membrane (la peau) flottant sur un espace vide. Avec un peu d'attention, on trouvait les fragments d'os qui semblaient ne plus tenir aux parties voisines.

On ne pouvait pas douter que le poumon eût été blessé, car le sang était sorti à flot par la bouche au moment de l'accident, et il en sortait encore le lendemain. Je constatai que les plaies nombreuses de la peau donnaient issue à du sang qui coulait incessamment.

Le malade qui avait reçu le coup de fusil à 40 kilomètres de Paris, avait eu la force et le courage de prendre le chemin de fer, pour rentrer chez lui où je le trouvai dans l'état le plus grave.

Son pouls était petit et fréquent, la dyspnée était extrême. Tenant compte de la nature de la lésion, nous devions croire qu'il ne tarderait pas à succomber

Je proposai au médecin ordinaire, M. Thévenet, de faire l'application de ma méthode de pansement, en en modifiant, toutefois, l'application, vu la gravité de l'état du malade.

Les plaies ayant été lavées avec une solution d'acide phénique, j'enveloppai toute la poitrine d'une large et longue couche de ouate par-dessus laquelle j'appliquai une ceinture de pompier qui me permit d'exercer dès le premier jour une légère compression, en même temps que je forçais l'air à n'entrer que filtré en passant à travers la ouate. Quelques jours plus tard, je pus augmenter la compression du thorax.

Le malade guérit au bout de trois semaines, sans pleurésie, sans le moindre épanchement.

J'insiste sur la nécessité de n'exercer qu'une compression douce ; en agissant autrement, on s'exposerait au plus grave accident. Pour guérir le blessé, il faut d'abord qu'il respire ; or avec une plaie du poumon, il respire mal, il ne respirerait plus que d'une manière insuffisante si on l'obligeait à ne plus respirer que par les mouvements du diaphragme. En ne tenant pas compte de la dyspnée inhérente aux plaies pénétrantes de la poitrine, on rendrait le pansement ouaté plus nuisible qu'utile.

Je suis pourtant convaincu que c'est en filtrant l'air que l'on peut prévenir l'inflammation du parenchyme pulmonaire, quand plus de cent grains de plomb, comme dans le cas cité plus haut, y sont entrés et n'en sont pas sortis.

Si le pansement ouaté, ayant été appliqué avec les précautions que je viens d'indiquer, le blessé continuait à cracher du sang un peu abondamment et si la dyspnée ne diminuait pas sensiblement, il faudrait pratiquer une saignée qui est le moyen le plus efficace de mettre fin aux hémorragies des viscères parenchymateux.

M. Vedrènes a publié (1) une observation qui n'est guères moins intéressante que celle de mon chasseur. « M. Verneuil, dit M. Vedrènes, a raconté cette année (1878), dans une de ses leçons cliniques, le fait suivant : Un peintre en bâtiment, perché au haut d'une échelle qui était appuyée sur la devanture d'une boutique de boucher, glisse par accident le long de cette échelle; il fut arrêté par un crochet scellé au mur qui pénétra dans un espace intercostal, ressortit par un autre et tint, un instant, le malheureux suspendu en l'air jusqu'à ce que

(1) Vedrènes, *Mémoires de médecine et de chirurgie militaires*. Paris, 1879.

la côte, ainsi saisie, cédât sous le poids du corps et se brisât.

Le blessé fut immédiatement transporté à l'hôpital de la Pitié dans un état des plus graves. On enveloppa aussitôt le tronc dans un épais bandage ouaté, et une guérison complète fut obtenue. »

XII. — PLAIES DE L'ABDOMEN

Le pansement ouaté se prête mieux au traitement des plaies de l'abdomen qu'à celui des plaies de la poitrine. La compression peut être exercée sur le ventre avec une certaine force sans qu'il en résulte le moindre inconvénient pour les fonctions. Il a d'ailleurs des avantages incontestables.

Avant que les pansements antiseptiques fussent généralement employés, les plaies pénétrantes de l'abdomen étaient si souvent mortelles que d'après Cruveilhier la mort était fatalement la conséquence de l'ouverture du péritoine et du contact avec cette membrane d'un liquide quelconque venant du dehors, ce qui n'empêchait pas les chirurgiens de guérir bon nombre de hernies étranglées par une opération qui mettait les intestins à nu. Mais il faut aussi reconnaître que quelques opérés succombaient à la péritonite. Je n'ai pas à faire ici l'histoire des maladies pour lesquelles on ouvre l'abdomen. Je dirai seulement que pour la kélotomie et pour la gastrotomie, le pansement ouaté est un adjuvant des moyens employés pour obtenir la guérison.

Quand la paroi abdominale a été ouverte accidentellement par un couteau ou un tranchet de cordonnier (fait souvent indiqué dans les observations publiées), ce qui frappe tout d'abord le chirurgien qui est appelé quelques heures après l'accident, c'est l'énormité de la distension des intestins qui sont sortis par la plaie, la difficulté que l'on éprouve à les faire rentrer, et aussi le météorisme qui persiste après leur rentrée. Tout le monde, je crois, s'accorde pour reconnaître que ce météorisme est la conséquence du défaut de la compression légère à laquelle les intestins sont soumis dans l'abdomen. Aussi observe-t-on souvent cet état chez les femmes dont les parois ont été distendues outre mesure par une grossesse à la suite de laquelle on a négligé d'aider la rétraction de la peau par une ceinture.

Aucun moyen n'est plus apte que le pansement ouaté à lutter contre cette distension des intestins. Aussi les chirurgiens qui pour une extirpation de l'ovaire, pour une gastrotomie ou toute autre opération analogue ont recours au pansement de Lister, ne manquent guères d'y ajouter une masse plus ou moins considérable de ouate qui, appliquée sur le ventre, modère la compression que l'on exerce à l'aide d'un bandage de corps très serré.

Sans l'interposition de cette ouate douée d'une grande élasticité, souvent les malades seraient exposés à subir une compression intolérable.

Sans avoir recours à la vaporisation de l'acide phénique sur mes malades et autour d'eux, j'ai guéri par le pansement ouaté, en peu de jours, des plaies de l'abdomen qui semblaient devoir être nécessairement mortelles.

XIII. — PLAIES DE LA TÊTE

Les plaies du cuir chevelu, quand elles n'ont que de petites dimensions, se guérissent si facilement et si vite qu'il n'est pas besoin de recourir à un traitement spécial. Il n'en est pas de même de celles qui ont une grande étendue. On voit fréquemment à la suite d'une chute d'un lieu élevé ou d'un coup violent porté sur la tête, le cuir chevelu détaché de la moitié du crâne. Cet accident est souvent suivi de lymphangite et d'érysipèle quand il est soigné par les applications de charpie recouverte d'une pommade.

D'un autre côté, le pansement de Lister est insuffisant pour maintenir le lambeau appliqué exactement sur les surfaces avec lesquelles il doit se souder.

Ma méthode de pansement est d'une efficacité remarquable pour obtenir une guérison prompte et exempte des complications qui viennent si souvent à la traverse du traitement des plaies de tête.

Voici comment on procède à l'application

du bandage : la plaie ayant été bien lavée avec une solution d'acide phénique au vingtième, on place le lambeau détaché de manière à ce que ses bords soient en contact avec ceux de la peau qui est intacte, et on la fait maintenir par un aide. Appliquant alors un grand carré de ouate sur le cuir chevelu que l'on couvre dans sa totalité jusqu'aux yeux, on enveloppe ensuite la tête avec un rouleau de ouate large de vingt centimètres, et dont l'épaisseur doit être telle qu'elle permette au chirurgien d'exercer la plus grande compression possible avec les bandes dont il le recouvre. On commence par des jets verticaux allant du sommet de la tête au-dessous de la mâchoire inférieure. Après avoir fait deux tours verticaux, on porte le rouleau de ouate derrière la tête, d'où, le portant en avant, on fait trois ou quatre circulaires horizontaux autour du crâne, en ayant soin de ne pas descendre sur les yeux, à moins que les paupières ne soient comprises dans la plaie. Avant de procéder à l'application des bandes, il faut mettre entre les oreilles et la partie voisine du crâne des morceaux de ouate qui s'opposent à ce que ces organes subissent une pression trop forte contre la boîte crânienne. Si l'on veut que le bandage ne cause pas de douleur, cette précaution ne doit pas être négligée.

Les bandes font le tour de la tête un grand nombre de fois, et décrivent la figure connue dans le Traité des bandages sous le nom de *capeline*. (Voir figure 10.)

L'appareil serait bientôt déplacé si l'on ne prenait pas la précaution de faire passer quelques tours de bande sous le menton. Au moment où l'on procède à la confection de cette partie du bandage, il est indispensable que le malade maintienne la bouche entr'ouverte, gardant ainsi la possibilité de l'ouvrir pour manger et boire. Sans doute, quand la bouche sera fermée, il y aura un certain relâchement de l'appareil; mais on ne peut pas faire autrement, et d'ailleurs le relâchement des bandes qui passent sous le menton ne diminue pas notablement la constriction exercée par celles qui entourent la tête.

Pour que les tours de bande ne glissent pas l'un sur l'autre pendant le sommeil, on les

assujettit par un grand nombre d'épingles,
ou, ce qui vaut beaucoup mieux, en cousant
tout le long, suivant deux ou trois lignes.

Le pansement ouaté est pour les plaies de

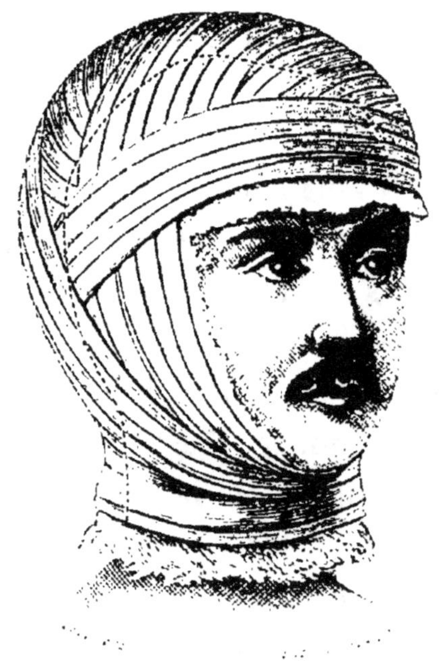

Fig. 10.

tête un bandage unissant en même temps
qu'il est un bandage compressif. Si le lambeau qu'il s'agit de soutenir et d'unir aux
bords correspondants de la plaie, avait une
trop grande tendance à retomber, en s'éloi-

gnant du point où l'on veut le fixer, il n'y aurait aucun inconvénient à le maintenir par un point de suture. Un seul point suffirait, parce que le bandage compléterait ce que cette petite suture aurait commencé.

Je n'ignore pas que la plupart des auteurs ont donné le conseil de ne pas suturer les bords d'une plaie du cuir chevelu, la suture ayant l'inconvénient d'empêcher le sang et la sérosité purulente de trouver une issue facile. Mais avec le pansement ouaté, on est à peu près sûr d'obtenir une réunion par première intention, la compression exercée par la ouate et les bandes, maintenant collés contre le crâne les lambeaux du cuir chevelu.

J'ai déjà dit et je ne saurais trop répéter que la compression élastique joue un rôle important dans la cicatrisation immédiate des plaies.

Je crois aussi que cette compression a une action des plus efficaces pour prévenir l'érysipèle. Le filtrage de l'air par la ouate, en empêchant les corpuscules animés de l'air d'arriver sur une plaie, est sans doute le premier obstacle à la production de l'érysipèle ; mais quand cet accident s'est produit avant l'application du bandage ouaté, on peut, par la compression élastique, le combattre et l'empêcher de se propager aux parties voisines.

Jamais je n'ai vu un érysipèle se développer sous le pansement ouaté. Je peux en appeler au témoignage de mes élèves; aucun d'eux n'a eu l'occasion d'observer une fois cet accident. J'étais si sûr que je mettais un obstacle à son développement et à sa propagation d'un malade à l'autre, quoique dans une salle ordinaire d'hôpital ce soit une maladie éminemment infectieuse, c'est-à-dire contagieuse par l'air, que plus d'une fois je rapprochai de mes opérés les malades qui entraient dans mon service avec un érysipèle, et jamais je n'eus à me repentir de ce que d'autres chirurgiens moins convaincus que moi pourraient considérer comme une audace coupable.

Un jour, en mon absence, le chirurgien qui me remplaçait à l'Hôtel-Dieu, ayant reçu un homme qui avait une plaie de tête avec décollement d'un large lambeau, autour de laquelle un érysipèle s'était développé, se contenta de le traiter par des lavages d'eau phéniquée et par la suture avec drainage. L'érysipèle avait continué sa marche envahissante, quand je repris mon service. Une des paupières supérieures était le siège d'une vaste phlyctène qui laissa suinter une notable quantité de pus quand je l'ouvris ; l'œil envahi restait fermé. Il y avait de la fièvre, et la peau de la tête tout entière était rouge et douloureuse.

J'éprouvais quelque hésitation dans un cas pareil. Des chirurgiens étrangers venaient de temps en temps dans mon service ; si j'appliquais ma méthode de pansement chez ce malade, ceux qui n'étaient pas convaincus de son efficacité, pouvaient croire que l'érysipèle s'était développé en dépit de la ouate. Je n'hésitai pas longtemps, pensant que je ne devais pas m'exposer à sacrifier la vie d'un malade à la crainte d'un jugement compromettant pour mon invention.

Je lavai avec le plus grand soin, en me servant d'une solution d'acide phénique au 40e, la plaie et la peau qui était le siège de l'érysipèle, recommandant seulement au malade de fermer les yeux avec force pour que l'eau n'y entrât pas ; puis, j'appliquai le pansement ouaté, comme je l'ai indiqué plus haut.

Non seulement l'érysipèle ne s'étendit pas, mais il s'éteignit très rapidement sur place. Voici du reste ce que M. Vedrènes (1) dit de ce fait dont il a été témoin : « J'ai vu, cette année 1878, à l'Hôtel-Dieu (service de M. A. Guérin), un homme, déménageur de profession, qui, le 1ᵉʳ avril, tomba dans les rues, près de sa voiture, dont une roue lui frôla le côté gauche du front et y causa une longue plaie contuse demi-circulaire. Cette plaie commençait à l'extrémité interne du sourcil gauche, remontait vers le front en s'inclinant légèrement à gauche, et se perdait en arrière dans la région pariétale, en formant un grand lambeau détaché à base inférieure.

« En l'absence de M. Alph. Guérin, on procéda à la suture et au drainage de ce lambeau, moyens qui ne réussirent pas ; l'appa-

____

(1) *Étude sur le pansement ouaté au point de vue de la chirurgie d'armée.* 1879.

rition d'un érysipèle obligea même à enlever drain et sutures.

« Malgré cette complication, M. A. Guérin n'hésita pas à appliquer son bandage, après lavage antiseptique de la plaie et de toute la tête. La réussite fut complète. Quinze jours plus tard, la cicatrisation était terminée ; il ne restait de cet accident qu'un phénomène assez fréquent des plaies de cette région : c'était une analgésie sur le trajet du nerf frontal interne. »

M. Vedrènes ajoute :

« Trois autres malades actuellement à l'Hôtel-Dieu, dans le même service, pour de larges et profondes plaies contuses de la tête, avec dénudation du crâne, ont été traités de la même manière et sont en voie de guérison. Le prompt bourgeonnement des os dépouillés de périoste, sous le bandage ouaté, est chose curieuse et digne de remarque. »

XIV. — MAL PERFORANT

Ce mal si étrange, et si rebelle aux divers traitements qui ont été employés pour le combattre, me semblait une sorte de défi jeté à ma méthode de pansement. Ayant vu si souvent l'ostéite suppurée se guérir sous l'influence du filtrage de l'air et de la compression élastique, je pensai qu'il en serait de même de la lésion osseuse qui est l'élément le plus grave du mal perforant, et je soumis, dans mon service d'hôpital à l'Hôtel-Dieu, un certain nombre de malades, affectés de ce mal, au traitement par l'application du pansement ouaté. Je dois dire de suite que tous éprouvèrent promptement une amélioration sensible, bien que je leur permisse de marcher au bout de quelques jours.

Je laissai le bandage appliqué pendant un mois, en ayant soin d'exercer, de temps en temps, une nouvelle compression, en ajoutant une ou deux bandes de dix mètres.

Quelques malades étant sortis, guéris en apparence, un de mes élèves crut pouvoir prendre pour sujet de thèse le traitement du mal perforant par le pansement ouaté, et sa conclusion fut que la guérison en est la conséquence. Je pensais alors comme lui; mais bientôt, les malades ayant repris leurs chaussures lourdes et mal faites, ne tardèrent pas à rentrer à l'hôpital dans un état bien voisin de celui qu'ils présentaient lorsque nous commençâmes à les traiter, et je dus conclure que si le traitement guérit momentanément, ce n'est jamais d'une manière définitive.

Ce n'est donc qu'un palliatif, et il fallait s'y attendre, MM. Duplay et Morat (1) nous ayant appris que la lésion des os est la conséquence d'un état des nerfs que la compression ne peut modifier.

XV. — BRULURES

Longtemps avant que j'eusse imaginé de panser les plaies avec du coton, on avait eu recours à ce moyen pour le pansement des brûlures. On sait qu'un nègre étant tombé dans une chaudière bouillante et ayant été jeté sur une balle de coton, s'y enroula et cessa bientôt de souffrir. Le médecin qui fut appelé à lui donner des soins, ayant constaté les bons effets de l'application de la ouate sur

(1) Duplay et Morat, *Arch. gén. de Méd.*, 1873

la brûlure, conseilla d'y avoir recours et bientôt le traitement fut adopté par un grand nombre de médecins de l'ancien et du nouveau monde.

Malheureusement, on avait pansé les brûlures avec du coton, sans comprendre le mécanisme de la guérison. Aussi les résultats furent-ils très inconstants. Quand la brûlure était large et profonde, le pus ne tardait pas à traverser la ouate et à répandre une odeur infecte. Dans l'été, les mouches déposaient leurs œufs sur l'appareil et, sous l'influence de la chaleur humide, des vers apparaissaient en grand nombre et faisaient craindre que déjà ils eussent commencé à ronger le malade.

Ce n'est que pour les brûlures légères que le traitement par la ouate était efficace. Dans ce cas, le pus n'étant pas abondant, ne venait pas à la surface du bandage, et la guérison arrivait avant que les inconvénients que je viens de signaler, eussent le temps de se produire.

Tant que l'on ne connut pas la raison pour laquelle les malades pansés avec la ouate cessent de souffrir, on peut dire que les résultats furent peu satisfaisants dans les cas où maintenant le pansement ouaté donne des guérisons merveilleuses. Ce n'était donc pas le coton qui, par lui-même, comme on l'avait cru, était un spécifique contre la brûlure. Si dans les premiers instants il calmait la douleur, il cessait d'être utile dès que le pus sécrété en abondance venait à la surface du bandage. Souvent les souffrances aiguës reparaissaient ; la digestion s'altérait et le malade, exténué par une sécrétion à laquelle une alimentation insuffisante ne pouvait pas subvenir, mourait d'inanition quand l'infection putride ne hâtait pas sa mort.

Tous les chirurgiens contemporains ont assisté à ce spectacle et ont constaté l'insuffisance du pansement des brûlures avec la ouate appliquée mollement et sans méthode. Tous ont pu se rendre compte de l'impossibilité de conserver un homme brûlé dans une salle de malades, parce que l'odeur qu'il répand devient intolérable pour les voisins qui sont alors exposés aux conséquences des émanations d'un pus putride.

Maintenant que nous savons pourquoi la

ouate appliquée sur une plaie préserve les blessés de tous les accidents qui étaient le cortège des grands traumatismes, il ne nous est pas difficile de reconnaître combien était défectueux le pansement des brûlures, quand nous découvrîmes le rôle des poussières atmosphériques.

Sans doute, la simple application sur une brûlure d'une belle carde de coton, bien pure, suffit pour calmer momentanément la douleur ; mais le rôle de ce topique cesse dès que le pus, ayant coulé abondamment, vient à la surface de l'appareil. A ce moment, le coton ne filtre plus l'air qui peut arriver chargé d'une plus ou moins grande quantité de corpuscules animés, et le bandage n'a plus que des inconvénients en tête desquels il faut mettre la putridité du pus dont l'odeur contribue à produire l'inappétence, et dont l'absorption cause le dépérissement et l'empoisonnement du sang.

Quand j'ai à donner des soins à un malade qui vient d'être brûlé, je m'empresse de laver toute la partie du corps que j'ai l'intention d'envelopper de ouate, en me servant d'eau phéniquée au 40°. Si la brûlure est superficielle, je me contente de cette solution pour laver la plaie, dans la crainte de provoquer momentanément, par une solution plus forte, une lymphangite, accident auquel les brûlures superficielles exposent toujours. Quand, au contraire, il s'agit d'une brûlure profonde, avec mortification plus ou moins complète de la peau, je me sers de la solution au 20° comme pour les plaies ordinaires. Dans le cas de brûlure profonde, les vaisseaux ont été détruits dans toute l'étendue de la plaie et l'on n'a plus à craindre la production de la lymphangite, comme dans la brûlure superficielle.

Toute la partie qui doit être comprise dans le pansement ayant été lavée comme je viens de le dire, on procède à l'application de la ouate qui doit être en aussi grande quantité que lorsqu'il s'agit de panser une amputation ou une fracture compliquée de plaie.

Cette grande épaisseur de ouate est rendue nécessaire dans les premiers jours pour absorber la sérosité qui s'écoule abondamment des phlyctènes formées dans les brûlures superficielles, et le pus qui se produit plus tard.

Quand les brûlures sont étendues, la quantité de pus est tellement abondante que les malades finiraient par être épuisés par cette déperdition, s'ils ne succombaient pas à la douleur.

La douleur est calmée par la ouate qui, filtrant l'air, le laisse arriver à l'état de pureté sur la plaie, sans produire l'occlusion, comme on le répète sans cesse. La compression, autant que la pureté de l'air, diminue la sécrétion du pus et hâte la cicatrisation. Quel que soit le bénéfice de ces agents de la guérison, il y a des brûlures dont les dimensions sont telles qu'il faut plusieurs mois pour les guérir. Dans ce cas, l'on doit craindre la rétraction du tissu inodulaire contre laquelle tous les moyens employés sont restés impuissants. Par le pansement ouaté j'ai obtenu des résultats qu'aucune méthode de pansement ne peut donner.

Plusieurs fois, j'ai rendu mes élèves témoins de l'efficacité de la compression élastique sur la production des bourgeons charnus dont l'évolution est modifiée au point que le tissu de cicatrice perd toute tendance à la rétractilité.

M. Schaffier, qui avait été témoin de quelques faits où cette influence avait été incontestable, a consigné sa conviction dans la thèse qu'il soutint en 1879 devant la Faculté de médecine de Paris. J'espérais y trouver une des observations les plus curieuses de ma pratique. Malheureusement, elle est très incomplète. Voici ce que je trouve dans la thèse de M. Schaffier : « Le malade était un garçon de 20 ans environ, qui, à son entrée, présentait une brûlure au troisième degré de toute la face antérieure du bras, du pli du coude et de l'avant-bras. Les veines du pli du coude étaient ouvertes et donnaient du sang en abondance. La douleur était atroce pendant les quelques jours où M. M... qui remplaçait M. Guérin, appliquait un pansement huileux.

« A sa rentrée, M. Guérin applique immédiatement son pansement ouaté, et presque aussitôt la douleur cesse. Pendant toute la durée de son séjour à l'hôpital qui a été de sept ou huit mois, il ne survint aucun acci-

dent, l'état général resta excellent, toutes les
fonctions furent normales. Le malade quitta
l'hôpital entièrement guéri. La cicatrice ne
dépassait pas le niveau de la peau ; il n'y avait
pas la moindre tendance à la rétraction.
Malheureusement, l'observation complète
qui a été prise par un des internes a été per-
due.

« M. Guérin a revu le malade deux ans
après l'accident, et il a constaté l'intégrité
complète de tous les mouvements. »

Ce résumé de l'observation est parfaitement exacte, mais il ne donne qu'une idée
bien imparfaite de la gravité de la brûlure.
Cette brûlure avait détruit la peau dans toute
son épaisseur et dans toute l'étendue de la
face antérieure du bras et de l'avant-bras.
Les veines étaient à nu, comme si elles
avaient été disséquées. Quand au bout de
trois semaines, le pus commençant à traverser la ouate, je dus enlever le premier pansement, une de ces veines qui avait été brûlée,
laissa écouler du sang comme si on l'avait
ouverte avec la lancette. Le sang ne sortait
pas en bavant, il jaillissait avec force, et l'on

ne s'opposait à l'hémorragie que par la compression faite avec le doigt. Cet écoulement ne s'était pas produit sous le bandage ; il cessa quand le membre fut enveloppé de nouveau, mais il se reproduisit pendant deux ou trois mois chaque fois que l'on renouvela le pansement, et il ne cessa que lorsque le tissu inodulaire eut recouvert la plaie faite à la veine.

J'avais vu trop souvent l'infection purulente se produire dans les brûlures profondes pour ne pas craindre qu'elle se manifestât dans un cas où les veines, mises à nu, pouvaient si facilement s'enflammer ; mais je savais que la septicémie avec abcès multiples, est la conséquence de l'absorption des microbes atmosphériques, et non le résultat d'une simple phlébite. La veine ouverte pouvait bien être un agent de l'absorption, mais je m'empressais de la comprimer et par conséquent de la fermer jusqu'au moment où on la recouvrait de ouate, après avoir fait une lotion avec une solution d'acide phénique au quarantième. Je ne me servais pas de la solution forte, ne voulant pas exposer le malade à la coagulation du sang dans les veines mises à nu, et à la possibilité d'une embolie par le détachement ultérieur d'un caillot.

Une des particularités intéressantes de ce fait, c'est que, malgré les conditions si propices à la production d'une phlébite, nous n'en avons jamais observé le moindre indice dans les nombreux pansements que nous fîmes au cours de cette longue maladie. Mais ce qui nous intéressa au plus haut point, c'est que nous luttâmes trois mois contre la rétraction du tissu inodulaire qui manifesta sa tendance, dès que nous nous crûmes autorisés par la cicatrisation à supprimer le pansement. Déjà l'avant-bras se fléchissait sur le bras, bien que le tissu inodulaire ne présentât pas les cordes dures que l'on observe le plus souvent à la suite des brûlures profondes. Nous dûmes recourir de nouveau à la compression rendue élastique par la ouate et la maintenir jusqu'à la sortie du malade.

Si je n'avais plus revu ce jeune homme, on pourrait penser que la rétraction du tissu inodulaire s'est produite plus tard ; mais deux ans après, rien n'étant changé dans son état, je suis autorisé à dire que par le pansement ouaté on triomphe de la rétractilité du tissu inodulaire.

Bien des moyens ont été tentés pour arriver à ce résultat, et tous ont échoué. L'attelle que l'on plaçait sur le membre brûlé, pour lutter contre la rétractilité du tissu de cicatrice, ulcérait ce tissu ou la peau voisine, causait une douleur insupportable et ne pouvait pas être tolérée.

Comment agit le pansement ouaté ? Est-ce uniquement en s'opposant mécaniquement à la tendance du tissu inodulaire, ou bien est-ce en modifiant la vitalité des tissus qui concourent à la cicatrisation ?

Je ne nie pas que le pansement ouaté ait une influence favorable au point de vue de la contention.

Je n'ai cessé de dire et de répéter qu'avec de la ouate et des bandes on obtient un bandage aussi résistant que si l'on y ajoutait du carton, à la manière de Burggraeve, ou des bandes silicatées, comme l'a conseillé Ollier (de Lyon). Le pansement ouaté s'oppose efficacement à toute force qui sollicite le membre brûlé à se porter dans une position autre que celle dans laquelle il était au moment de l'application du bandage ; il oppose cette résistance, sans exercer une pression nuisible. La force qu'il oppose est douce, constante et invincible ; c'est la seule qui triomphe de celle du tissu de cicatrice, mais je crois que dans mon pansement il y a autre chose encore, et les résultats du traitement des brûlures m'ont amené à penser que le tissu inodulaire qui succède à l'ustion du derme dans toute son épaisseur est toujours malade. Il n'est pas semblable au tissu cicatriciel qui répare une plaie faite par le bistouri. Plus ou moins élevé au-dessus du niveau de la peau voisine, il est longtemps rouge et quand il se recouvre d'épiderme, sa consistance, très différente de celle du tissu cutané normal, le fait ressembler au tissu des kéloïdes. Les kéloïdes sont du reste souvent la conséquence des brûlures. Les chirurgiens disent que c'est une maladie de la cicatrice. Moi, je dis que sans qu'il y ait une kéloïde saillante à la suite d'une brûlure, il y a toujours une cicatrice malade, et la durée de cette maladie est aussi longue que celle d'une kéloïde dont on connaît la persistance.

Je crois que le pansement ouaté, en modifiant la vitalité du tissu de nouvelle formation, maintient la génération de ce tissu dans des conditions favorables, par la compression douce qu'il exerce, et par le filtrage de l'air qui n'apporte plus alors sur la plaie que des gaz débarrassés de toutes les poussières atmosphériques. En filtrant l'air, et en comprimant avec la ouate et des bandes, comme on le fait avec le bas élastique employé pour faciliter la circulation chez les variqueux, on prévient le travail inflammatoire présidant à la formation du tissu inodulaire, qui n'est, dans les brûlures, que le produit d'une dermite. La peau nouvelle étant enflammée dès le moment où elle commence à se constituer, jouit du pouvoir rétractile, à la manière de tous les tissus fibreux enflammés.

Ce n'est pas une hypothèse que je formule ici. La peau voisine de celle qui a été détruite par le feu, est dans des conditions anormales; elle n'est pas, comme celle qui existe sur les limites d'une plaie faite par l'instrument tranchant, apte à l'élaboration d'un tissu nouveau. Vivant encore, mais malade, elle engendre un tissu malade, à moins que l'on ne crée pour elle une atmosphère propre à éloigner toute cause d'irritation. C'est ce que j'obtiens par l'application du pansement ouaté.

Quand on panse une brûlure par des liniments, par des corps gras, ou simplement par des applications de liquides dont la température seule peut avoir quelque action, une douleur intolérable, à laquelle les malades succombent souvent, ne tarde pas à se produire. N'est-ce donc pas l'indice d'une inflammation et d'une inflammation violente ? Je trouve dans la thèse de M. Schaffier une observation qui permet de juger comparativement le pansement ouaté et un pansement très usité pour les brûlures.

La nommée Alken (Flore), âgée de trente-trois ans, domestique, entre à l'hôpital Rothschild le 7 juin 1877, Brûlure au 3e degré, du bras, de l'avant-bras et du sein droit. La douleur est tellement vive, que la malade est prise de convulsion. On fait pendant huit jours le pansement avec de la glycérine, puis avec un liniment oléocalcaire. Le

7 juin soir, la température était 39,8. Pendant la nuit, la malade a eu du délire ; le 8 juin matin, la température 39,5, le pouls est petit et rapide, 110 pulsations par minute. La malade est encore très agitée à cause de la douleur dont elle ne cesse pas de se plaindre.

Elle prend à l'intérieur 10 centigrammes d'extrait thébaïque pendant les cinq premiers jours.

Ce traitement s'adresse à la diarrhée dont la malade était atteinte en même temps qu'aux douleurs dont elle se plaignait. La diarrhée s'arrête au bout de quelques jours, mais comme la douleur est persistante, on prescrit des injections hypodermiques de morphine. Le douzième jour, on enlève le pansement ; la suppuration est très abondante, la veine médiane céphalique perforée donne du sang en abondance et la plaie exposée à l'air devient tellement douloureuse que la malade pousse des cris déchirants.

Le 19 juin, nous appliquons le pansement ouaté sur le bras, tandis qu'on continue à panser le sein avec de la glycérine. Le pansement ouaté provoquait dans cette région de la dyspnée, par suite de la compression qu'on était obligé d'établir.

La douleur disparaît immédiatement après l'application de l'appareil, à tel point que la percussion du membre ne donne lieu à aucune douleur. Le lendemain et les jours suivants, l'état général de la malade devient de plus en plus satisfaisant. Elle n'accuse plus de douleurs qu'au sein, qui, comme l'on sait, était pansé à la glycérine. La température, qui jusqu'alors oscillait entre 38,5 et 39,5, redevient normale. L'appétit devient meilleur, toutes les fonctions se régularisent.

Le 25 juillet, on enlève le pansement; la cicatrisation est partout complète, sauf au pli du coude où la brûlure a été plus profonde et où il existe encore des bourgeons saignants, mais la veine céphalique ne donne plus de sang. On lave la plaie à l'eau phéniquée au 100e et nous réappliquons immédiatement le pansement ouaté, que l'on laisse en place jusqu'au 15 août. Le 15 août, on enlève le pansement et on trouve la cicatrisation complète. La cicatrice est lisse, unie et au même niveau que la peau, dont elle se distingue seulement par une coloration plus rosée. Il n'y a pas la moindre trace de rétraction au niveau de l'articulation, seulement un peu de raideur dans l'avant-bras et les doigts, ce qui disparaît au bout de quelques jours, grâce aux mouvements de flexion et d'extension qu'on imprime au membre et que la malade répète plusieurs fois dans la journée. Quant au sein, la cicatrisation se fait très lentement et à chaque pansement journalier, la plaie saigne abondamment.

Voyant le résultat obtenu au bras sous le pansement ouaté, nous appliquons le 2J août un appareil ouaté sur la poitrine, mais nous sommes forcés de l'enlever le lendemain à cause des accès de dyspnée que présente la malade. A partir du 21 août, on fait le pansement au chloral pendant un mois, matin et soir, puis une fois dans les vingt-quatre heures seulement. La plaie commence à diminuer d'étendue, mais elle présente encore une surface de 5 à 6 centimètres recouverte de bourgeons saignants à chaque pansement et qui n'ont aucune tendance à la cicatrisation.

Le 1er octobre, M. le docteur Leven fait la greffe épidermique, qui ne donne aucun résultat. Du 5 au 15 octobre, on fait le pansement à l'acide phénique et, le 15 octobre, M. Leven applique encore une fois la greffe, qu'il répète le 20 octobre pour la troisième fois. Le 29 octobre, on voit déjà se former des îlots épidermiques en divers points de la plaie, laquelle marche vers la guérison, et le 21 décembre 1877, la malade quitte l'hôpital entièrement guérie. La cicatrice du sein est loin de ressembler à celle du bras. Tandis que celle-ci est lisse, unie et au même niveau que la peau saine, celle-là est rugueuse, faisant saillie au-dessus du niveau de la peau; et présente des plis raides qui se portent des bords vers le centre de la cicatrice. Nous avons revu la malade pour la dernière fois il y a deux mois. c'est-à-dire un an après sa sortie de l'hôpital. Le membre ne présente aucune rétraction, il jouit de tous les mouvements comme l'autre bras et ne se distingue que par la coloration. Sur le sein, au contraire, on trouve toujours une cicatrice rugueuse, saillante, blanchâtre et tellement rétractée que le mamelon est fortement tiré en dehors.

Ai-je besoin d'insister sur les particularités de cette observation ? La malade ressent des douleurs intolérables, que 10 centigrammes d'extrait d'opium ne parviennent pas à calmer. On applique le pansement ouaté, aussitôt les souffrances disparaissent et l'état général ne tarde pas à s'améliorer.

La cicatrice du bras est celle d'une plaie simple, on n'y trouve pas la moindre trace du tissu inodulaire morbide, qui succède à la brûlure de la poitrine que l'on n'a pas pansée à la ouate. Sur le même sujet. dans des conditions identiques, deux brûlures donnent des résultats différents !

J'ai cité cette observation, qui suffit pour prouver l'influence du pansement ouaté ; j'en pourrais rapporter beaucoup d'autres, mais ce serait grossir ce travail et le rendre fastidieux. Les médecins qui auront pansé les brûlures par ma méthode, n'auront pas besoin de statistique pour être convaincus. Je leur demande seulement de faire, comme moi, un pansement qui filtre l'air et qui exerce une compression élastique et permanente sur la partie qui est le siège de la brûlure.

On ne remplirait pas les conditions d'un bon pansement, si, au lieu d'envelopper la totalité d'un membre dont une partie seulement aurait été atteinte par le feu, on négligeait d'en recouvrir une des extrémités. Pour préciser, supposons que le bras a été brûlé au pli du coude, il semble que l'on pourrait se contenter d'appliquer le pansement ouaté en ce point, mais l'expérience m'a démontré qu'il ne tarde pas, alors, à devenir insuffisant ; sous l'influence des mouvements de flexion et d'extension, l'air ne tarde pas à passer directement entre la ouate et le membre sur les confins du bandage.

Il faut, même pour une brûlure très limitée du bras, envelopper la main, l'avant-bras et le bras. Ce n'est qu'à cette condition que l'on obtiendra la cessation presque instantanée de la douleur, et une cicatrice exempte de difformité.

Les bienfaits du pansement ouaté ne sont pas moins appréciables pour les brûlures de la face qui souvent devient hideuse, quand on a eu recours aux traitements conseillés jusqu'ici. Si toutes les conditions de ma méthode ont été remplies, on peut être sûr que l'on s'opposera à la formation d'un tissu inodulaire malade, et, par suite, à la rétraction qui déforme les traits du visage.

Mes élèves ont été souvent étonnés, au moment où j'enlevais le pansement ouaté d'un malade dont la figure avait été brûlée profondément sur une grande surface, de ne trouver d'autre trace de la brûlure qu'une coloration foncée de la peau. Dans des cas où l'on devait craindre la formation d'un ectropion, les paupières étaient restées molles, et si les cils avaient eu le temps de repousser, on aurait pu croire qu'elles n'avaient pas été atteintes par le feu.

Pour obtenir ces résultats heureux, il ne faut pas se contenter d'un à peu près. Ce n'est qu'après des essais répétés que l'on parvient à appliquer sur la figure un pansement ouaté qui soit tout à la fois efficace et tolérable.

Je conseille toujours aux malades affectés de brûlure à la face de fermer les yeux pendant l'application de la ouate, sans craindre que les paupières se soudent l'une à l'autre par la cicatrice, cet inconvénient étant bien moindre que leur renversement au dehors. Je ne l'ai d'ailleurs jamais observé.

Le visage ayant été lavé avec la solution

d'acide phénique au 5o⁰ (on comprend qu'à ce moment l'occlusion des yeux est de toute nécessité), on applique une large plaque de ouate qui ne laisse à découvert que les orifices de la bouche et du nez, puis on procède à l'application des bandes comme je l'ai indiqué pour les plaies de tête.

Par ce pansement, on s'oppose sûrement à la formation du tissu cicatriciel rétractile. Les paupières restent souples et mobiles; la peau de nouvelle formation est lisse et sans aucune des difformités formées par les brides de la cicatrice des brûlures qui ont été laissées à l'air.

Il y a dans la thèse de M. Schaffier une observation qui est une preuve de l'utilité de mon pansement pour les brûlures de la face :

« Un homme de vingt ans entre le 11 janvier 1877 salle Saint-Antoine, numéro 31. (Hôtel-Dieu.)

Cet homme, garçon de pharmacie, vient d'être victime d'une explosion, et présente une brûlure au premier et au deuxième degré, étendue à toute la face, à la tête et aux membres supérieurs. M. Guérin applique immédiatement le pansement ouaté sur les deux membres supérieurs. La face et la tête sont également recouvertes de ouate qu'on applique en ménageant les orifices naturels. Presque immédiatement, on observe une sédation de la douleur atroce, ressentie avant le pansement.

Le lendemain et les jours suivants, l'état général est assez satisfaisant.

Le malade n'accuse aucune douleur.

Le 15 février, on change le pansement. La cicatrisation est partout complète, sauf à la main droite où les brûlures avaient été plus profondes.

Les cicatrices sont lisses, unies et de niveau avec la peau. Elles ne se distinguent des parties saines que par une coloration plus rosée.

On remet un pansement ouaté sur le point qui est encore malade.

Le 28 février, la guérison est complète. »

Cette observation a été plus remarquable que ne l'indique M. Schaffier, car plusieurs points de la peau avaient été brûlés assez profondément pour que l'on dût craindre la formation des brides cicatricielles.

On peut juger d'ailleurs par l'observation suivante, également empruntée à la thèse de M. Schaffier, de l'efficacité de mon pansement dans les brûlures profondes et de son influence sur la rétractilité du tissu inodulaire.

T... (Marie), vingt-deux ans, entrée le 28 juin 1878 salle Saint Maurice, numéro 15. (Hôtel-Dieu.)

La veille de son entrée, la malade s'est brûlée avec une lampe à essence qu'elle a renversée sur elle en voulant l'allumer. On lui fait un premier pansement en ville avec un linge huilé. Nous constatons à son entrée une brûlure assez étendue de la moitié inférieure de la face antéro-externe de la jambe et de toute la face dorsale du pied droit. La lésion paraît profonde, mais il est difficile de se rendre compte exactement du degré ; du reste, vu le peu d'importance de cette constatation au point de vue du traitement, nous n'insistons pas sur un examen très pénible pour la malade.

M. Guérin fait appliquer un pansement ouaté, après que la plaie a été lavée à la solution phéniquée. A peine le pansement est-il terminé, que la malade manifeste avec enthousiasme la sensation de bien-être qu'elle éprouve après avoir tant souffert depuis deux jours.

Les jours suivants, elle se trouve très bien, ne souffre pas, elle peut dormir.

Le 8 août, la suppuration, très abondante, traverse le pansement, que l'on est obligé de renouveler ; nouveau lavage à l'eau phéniquée. Nous pouvons maintenant à peu près juger la profondeur de la lésion.

Les tendons sont à découvert dans toute la partie inférieure de la jambe et du cou-de-pied.

Le 12, nouveau pansement pour la même raison.

Le 29, la plaie a très bon aspect, bourgeonne très bien, les tendons se recouvrent.

Pendant les vacances de M. Guérin, M. Bouilly fait enlever le pansement ouaté pour le remplacer par un pansement simple, pansement humide à l'acide phénique. La plaie continue à bourgeonner, mais la cicatrice se rétracte et déforme le pied, malgré l'attelle qui est disposée de façon à lutter autant que possible contre la rétraction. Il se forme une véritable corde dure et très résistante qui amène une flexion exagérée du pied sur la jambe.

A son retour, le 24 octobre, M. Guérin fait de nouveau appliquer un pansement ouaté pour lutter contre la rétraction.

Le 8 novembre, on enlève l'appareil qui s'est un peu déformé par la marche, car la malade se lève depuis une quinzaine de jours. L'état de la malade est de plus en plus satisfaisant mais surtout le cordon cicatriciel s'est modifié très avantageusement, il n'est plus résistant, on peut étendre le pied. Nouveau pansement ouaté.

Le 25 décembre, on enlève de nouveau l'appareil ; l'état local est très satisfaisant : la bride cicatricielle n'a pas augmenté, les mouvements du pied sont faciles.

La cicatrisation n'est pas encore complète.

La malade, qui est enceinte de neuf mois, part dans un service d'accouchement.

CHAPITRE III

DES STATISTIQUES EN CHIRURGIE

Je me suis déjà expliqué nettement à ce sujet à l'Académie de médecine. Bien d'autres, avant moi, ont dit que l'on peut tirer des statistiques tout ce que l'on veut. Pour qu'elles eussent quelque valeur, il faudrait qu'elles portassent sur des nombres considérables dans lesquels s'amoindrissent les observations qui ne prouvent rien de ce qu'on leur fait dire, les faits mal observés, mal interprétés, ceux dans lesquels l'opération qui paraît avoir causé la mort, n'est pour rien dans le résultat final, parce qu'elle a été faite *in extremis*. Si je n'avais pas eu l'imprudence de compromettre ma méthode, en amputant à l'Hôtel-Dieu, deux malades qui étaient déjà af-

fectés de pyohémie au moment de l'opération,
l'infection purulente ne figurerait pas dans la
statistique des grandes opérations faites par
moi dans cet hôpital.

Pour juger ma méthode il faut apprendre
à la pratiquer, et puis juger par les faits que
l'on observe soi-même. Autrement, il ne peut
y avoir que présomption pour ou contre le
traitement chirurgical employé. Quand, en
médecine, on nous vante un médicament,
nous pouvons facilement juger de son efficacité. Il n'y a pas deux manières de l'avaler.
En chirurgie, c'est tout autre chose. On ne
peut pas juger un pansement quand on n'a
pas appris à le pratiquer de la même manière que celui qui l'a inventé. Parmi les
chirurgiens qui ont jugé le pansement ouaté,
il y en a pourtant bien peu qui sachent l'appliquer suivant les préceptes que j'ai indiqués.
Comment en serait-il autrement ? J'ai eu des
élèves très distingués et très habiles, désireux
de s'initier à ma manière de faire, comprenant à merveille l'importance des détails qui
ne semblent superflus qu'à ceux qui doutent
et ne cherchent la vérité qu'avec indifférence,

eh bien ! je n'en ai pas rencontré un qui ait réussi à appliquer mon pansement, *secundum artem*, avant de s'y être exercé pendant plusieurs mois.

En ce qui me touche, il n'y a qu'une statistique faite avec soin ; c'est celle de l'hôpital Saint-Louis, pendant l'insurrection de la Commune. J'ai dit dans quelles conditions se trouvaient les blessés : Ayant subi les plus grandes privations d'aliments et de sommeil pendant que les Prussiens assiégeaient Paris, presque tous avaient abusé des boissons alcooliques; enfermés à l'hôpital, ils s'attendaient, à chaque instant, à voir entrer à Paris les troupes qu'ils avaient combattues ; plus tard, ils furent gardés à l'hôpital par des sentinelles qui s'opposaient à leur évasion. Les journaux leur apprenaient les jugements des conseils de guerre ; ceux d'entre eux qui espéraient guérir, auraient à rendre compte à la justice de la part qu'ils avaient prise à l'insurrection.

Ce n'est pas tout; les blessés étaient placés dans des salles empestées depuis plusieurs mois, dans des salles où tous les blessés

avaient succombé aux opérations. On ne
reverra plus des conditions aussi fâcheuses,
maintenant que l'on sait l'influence septique
des microbes contenus dans l'atmosphère.
Elles étaient si funestes qu'on ne comprend
pas que l'on ait guéri un des malades qui sé-
journèrent dans un pareil milieu et surtout
comment ceux qui y furent pansés et dont les
plaies restèrent exposées pendant la durée du
pansement, purent échapper à l'empoisonnement.

Je viens de relire le travail qui fut publié
par Hervey, en 1871 (1), et si je n'avais encore présentes à l'esprit les conditions déplorables où les blessés se trouvaient à l'époque
où je commençai à employer le pansement
ouaté, je trouverais lamentable la statistique
qui y est consignée. C'est pourtant avec les
résultats obtenus par moi à cette époque, que
l'on s'est efforcé d'amoindrir ma découverte,
en les rapprochant d'observations de divers
pansements employés dans des conditions
plus favorables.

(1) Hervey, *Archives générales de médecine*. 1871.

A. GUÉRIN. Pans. ouaté.   14

Quand on s'est bien pénétré des principes sur lesquels ma méthode repose, il est facile de reconnaître que, dans les temps troublés où j'en faisais l'application pour la première fois, les malades opérés ne furent pas toujours astreints à l'observance des conditions qui sont pour moi indispensables. De ce nombre furent tous ceux que l'on pansa dans les salles, sans prendre la précaution de les faire transporter dans un milieu moins contaminé par les émanations des blessés qui avaient, antérieurement, succombé à l'infection purulente. Eh bien! ils sont nombreux et si on les défalquait de la statistique, la mortalité serait singulièrement amoindrie.

Pour donner une idée de l'insuffisance des précautions qui furent prises à cette époque, je citerai les faits suivants empruntés au travail de Hervey :

OBSERV. III. *Fracture comminutive du radius droit par éclat d'obus, résection d'une assez longue portion des deux fragments, pansement renouvelé dans la salle, mort.*

Le titre de l'observation suffit pour faire comprendre que la plaie ayant été exposée à l'air de la salle, pour le renouvellement du pansement, s'est trouvée dans les conditions favorables de l'empoisonnement.

Il en est de même pour l'observation v, dont il me suffira de reproduire le sommaire : *fracture comminutive du cubitus gauche par une balle — pas d'accidents pendant les premiers dix jours — pansement renouvelé dans la salle — début de l'infection purulente le lendemain; frisson deux jours après — mort.*

Cette observation est on ne peut plus concluante, on y lit :

Le malade va bien, ne souffre pas, et se lève le 29 avril. (Le 20 avril, j'avais réséqué les deux fragments et j'en avais enlevé cinq centimères.)

Le 1er mai, il insiste pour que l'on change l'appareil. 72 pulsations; 37°,6.

Le pansement est renouvelé dans la salle, qui contient 91 blessés; on *trouve une plaie magnifique, des bourgeons charnus, rosés et vermeils.* Dès le lendemain (1), il éprouve du malaise et des nau-

(1) Quand le milieu est devenu toxique au suprême degré, l'incubation devient très courte. Au début de la guerre elle était de huit à dix jours. Plus tard, les premières manifestations de la septicémie se produisaient au bout de vingt-quatre ou quarante-huit heures.

sées, et le 4, il ressent de la douleur dans le bras et un violent frisson avec claquement de dents !

Dans l'observation VI (*fracture comminutive du corps de l'humérus gauche — résection de l'humérus avec conservation de la tête humérale — infection purulente — mort*). Nous avons eu affaire à un alcoolique, ayant subi de grandes privations pendant le siège ; mais ni l'alcoolisme, ni les privations, ne l'auraient empêché de guérir, si le pansement avait été fait conformément aux règles indiquées par moi. Je lis, en effet, dans l'observation :

29 avril. (L'opération avait été pratiquée le 21 avril.) *Le pansement à l'ouate a été à plusieurs reprises traversé par la sérosité du pus*, malgré l'application successive de plusieurs couches de ouate ; aujourd'hui encore, le *pus apparaît à l'extérieur de l'appareil ;* la suppuration est très abondante. La mort par infection purulente arrive le 10 mai.

On peut faire la même remarque pour l'observation 1re (*fracture comminutive de la jambe gauche par éclat d'obus — amputation de cuisse immédiate — pansement à la ouate — hémorragies répétées ; ligature de*

*la fémorale — pas de signe d'infection pu-
rulente — mort vingt-sept jours après l'o-
pération).*

L'auteur de l'observation indique bien que
le malade n'a pas succombé à l'infection purulente, mais comme l'autopsie n'a pas été
faite, on pourrait croire que cette complication des plaies n'a pas été étrangère à la
mort. Dans ce cas-là, je pourrais encore
prouver qu'elle ne peut pas être imputée à ma
méthode, puisque chez ce malade le pansement fut renouvelé dans la salle. Voici, en
effet, un passage intéressant de l'observation :

7 avril (amputé le 3 avril.) Le malade n'a pas
souffert; il a de l'appétit; 100 pulsations. On renouvelle une partie du pansement. Les parties de
la plaie qu'on a pu apercevoir sont rosées, vermeil-
les; la peau de la manchette a sa couleur normale,
sans tuméfaction aucune. Le pus crémeux n'a pas
d'odeur putride. On a noté des sueurs nocturnes et
des craquements humides aux deux sommets.

Le 13, le malade accuse de grandes douleurs dans
le ventre. Le cathétérisme de la vessie le soulage
aussitôt; elles étaient liées à une distension énorme
de la vessie. *On renouvelle complètement le pansement dans la salle* (douzième jour après l'opéra-
ration). L'os est complètement recouvert de bour-

geons charnus ; la plaie a un bel aspect, l'odeur du pansement n'a rien d'anormal.

Quelques jours plus tard, des hémorragies se produisent dans la plaie ; je pratique la ligature de l'artère fémorale ; l'hémorragie continue, on exerce la compression de cette artère au-dessous de la ligature ; on panse la plaie avec la solution de perchlorure de fer, et après une huitième hémorragie, le malade meurt.

Je n'ai pas besoin d'insister pour prouver que si le malade n'avait pas succombé à l'hémophilie et que l'on pût imputer sa mort à la septicémie, ma méthode n'aurait point à prendre le résultat à son passif, puisque, lors du renouvellement du pansement dans la salle, l'os était complètement recouvert de bourgeons charnus qui devaient faire présager la guérison.

Ainsi, sur les sept premiers faits du travail de Hervey, il y a eu quatre morts qui peuvent être imputées à la manière dont le pansement a été appliqué, mais qu'on ne saurait, sans injustice, porter au compte de la méthode.

Ces faits appartiennent, d'après Hervey, à la période d'essai.

Malheureusement, dans la période de *perfectionnement*, les blessés qui succombèrent à l'infection purulente n'étaient pas dans mon service, et je ne pus pas les suivre avec la même attention que ceux qui étaient chaque jour visités par moi, de sorte que ce qui est qualifié par Hervey de période de perfectionnement, est rempli d'observations dans lesquelles le pansement a été insuffisant par la manière dont il a été surveillé. L'hôpital étant encombré, et les services de chirurgie étant insuffisants, des blessés étaient couchés dans des salles de médecine et confiés aux médecins.

Je n'eus qu'à me louer de la complaisance de mes collègues, mais chargé de deux cents malades, je ne pouvais pas aller dans les autres services faire la visite des opérés qui étaient confiés aux médecins. A cette époque, tous les médecins soignant les blessés, j'aurais craint d'éveiller leur susceptiblité, en ne leur confiant pas entièrement les soins et la surveillance des malades qui avaient été amputés. Or, si l'on tient compte des doutes et des incertitudes provoqués par une méthode nouvelle, on comprendra que mes collègues ne pouvaient pas attacher la même importance que moi à l'application irréprochable de mon pansement. J'en eus plus d'une fois la preuve, et je ne pus douter que j'aurais sauvé la vie à plusieurs de mes amputés, si j'avais pu surveiller chaque jour l'état dans lequel était le moignon enveloppé de ouate et de bandes, celles-ci se relâchant vite et devant être suppléées par d'autres, dès que la compression est reconnue insuffisante.

Un seul fait consigné dans le travail de Hervey suffit pour justifier cette assertion ; je reproduis l'observation qui porte le numéro XXIII :

XXIII. *Fracture comminutive du fémur par un éclat d'obus. Amputation secondaire de la cuisse. Plaie exposée à l'air de la salle ; infection purulente, mort.* Julien, trente ans, entre le 28 mai salle Saint-Jean, service de M. le Dr H...

L'opération n'a été décidée et pratiquée que le lendemain. Début des accidents inflammatoires ; amputation secondaire, méthode circulaire.

1er juin. M. H. et son interne constatent que le

moignon est exposé à l'air de la salle ; le pansement est descendu sur le moignon par insuffisance de la compression ; *le malade n'a pas pu dire depuis quand cela s'était produit.* Mort par infection purulente le 3 juin.

Peut-on imputer à ma méthode la mort survenue dans les conditions mentionnées par cette observation ? On voit, en lisant le travail de mon interne que, non seulement les blessés placés dans les services de médecine n'ont pas été suffisamment surveillés, mais que l'histoire de leur maladie est incomplète. Ainsi, pour le malade de cette observation, on voudrait savoir quand il a été blessé, pour bien comprendre la signification des mots *amputation secondaire.* Tout ce que nous savons, c'est qu'il est entré le 28 mai à l'hôpital et que, le lendemain, il a été amputé. L'indication du *début des accidents inflammatoires* me ferait penser qu'il s'est écoulé un certain nombre de jours entre le moment où il a été blessé et son entrée à l'hôpital. Tous les amputés transportés dans les services de médecine ne moururent pas, mais je suis en droit d'affirmer qu'ils n'y

furent pas soumis à une surveillance aussi
inquiète que ceux qui étaient, chaque jour,
visités par moi. Je trouve une nouvelle preuve
de cette assertion dans l'observation XXVII
du travail de Hervey :

*Ablation complète, par éclat d'obus, de la partie
inférieure du bras. Amputation secondaire. Phlegmon sous le grand pectoral, guérison.* — Marti-
nière, quarante-neuf ans, entre le 28 mai, salle
Saint-Jean, 37, service de M. le Dr H...

Ce malade a eu le bras complètement emporté à
la partie inférieure par un éclat d'obus, le 26 mai.

M. A. Guérin fait la régularisation du moignon.

Le 28 mai, amputation secondaire du bras par la
méthode circulaire.

6 juin. Le malade se plaint, pour la première
fois, de son moignon. On remarque que celui-ci,
fort court, *est sorti de son manchon de ouate et est
appliqué contre la paroi thoracique.*

Les tissus sont un peu tuméfiés. L'appareil insuffisant est rétabli complètement.

Second pansement le 21 juin. L'os est presque
recouvert.

Troisième pansement, 3 juillet, sur le point
osseux, encore à nu, on remarque une félure de
l'os ; les parties molles voisines sont toujours tuméfiées.

29 juillet, pansement, on constate un abcès sous
le grand pectoral ; en pressant sur ce point, on fait
sourdre le pus par la plaie d'amputation.

Le 28, incision du foyer purulent dans la région sous-claviculaire. Pansement à l'ouate.

26 août. On fait encore sourdre du pus par la plaie du bras en pressant sur le foyer sous-pectoral.

Les tissus du moignon ne sont pas souples ; l'os est plus volumineux.

Emmené à Ivry le 4 septembre.

Il ne faut pas que ce que je viens de dire soit considéré comme une accusation d'incurie dirigée contre mes collègues des services de médecine. Chargés, comme les chirurgiens, d'un service exceptionnel ; s'intéressant plus naturellement aux maladies internes qu'aux malades qui m'étaient à moitié confiés ; n'é·tant pas d'ailleurs convaincus du rôle que je faisais jouer aux corpuscules animés de l'air, ils devaient infailliblement attacher moins d'importance à des détails de pansement qu'ils considéraient comme superflus.

En tenant compte de cette circonstance du placement des opérés dans des services autres que le mien, on arrive à trouver la statistique de Hervey plus favorable à ma méthode qu'on ne l'a cru en prenant les faits sans les commenter.

On trouve bien, en effet, que sur trente-quatre amputés qui furent pansés à la ouate, quinze moururent, tandis que dix-neuf seulement guérirent ; mais pour moi il y a une atténuation, non seulement parce que les salles de l'hôpital Saint-Louis étaient empestées depuis plusieurs mois par les blessés qui y avaient vécu en grand nombre et dont la plupart avaient succombé à leurs blessures avant que j'eusse inauguré ma méthode de pansement; mais aussi à cette circonstance que sur les trente-quatre opérés, dix ayant été placés dans des services de médecine après l'amputation, *huit* y moururent.

A la vérité, je compte parmi les morts un enfant à la mamelle, âgé de cinq mois, qui, ayant perdu sa mère tuée par un obus, mourut d'athrepsie autant que par suite de l'amputation. Voici cette observation, rédigée en quelques lignes par Hervey : *ablation presque totale par un éclat d'obus de la jambe droite. Amputation de cuisse chez un enfant à la mamelle. Mort.* Falio, âgé de cinq mois, est apporté salle Sainte-Marthe le 24 mai, placé ensuite salle Saint-Thomas. Un éclat d'obus lui a détaché la jambe droite de la cuisse, à laquelle elle n'est plus retenue que par quelques lambeaux. L'articulation du genou est ouverte. La mère de l'enfant, qui le nourrissait au sein, a été tuée par le même obus. — Amputation circulaire immédiate, à la partie moyenne de la cuisse.

L'hôpital étant bloqué, il a été impossible de procurer une nourrice à cet enfant qui a succombé, le 1er juin, à l'inanition et à l'épuisement par la grave opération qu'il avait subie. »

Mon pansement n'ayant pas été institué en vue de prévenir le tétanos, accident dont la nature et la cause me sont inconnues, il y a sur les trente-quatre opérés de l'hôpital Saint-Louis, deux malades qui ayant succombé non à l'infection purulente, mais au tétanos, ne peuvent pas servir à apprécier la valeur du pansement ouaté comme moyen prophylactique de la septicémie. Les observations de ces deux blessés sont courtes, car il ne peut y avoir de doute sur la cause de leur mort :

Observ. XXII. *Plaie par balle, amputation de la jambe, tétanos, mort.* — Lecornet-Leval, soixante-huit ans, entre salle Saint-Jean, numéro 75, le

28 mai, blessé par une balle. L'amputation de la jambe a été pratiquée au lieu d'élection par la méthode circulaire. Transporté au chalet Saint-Placide, numéro 14, le malade y est mort du tétanos le 3 juin.

OBSERV. XXV. *Amputation de cuisse, tétanos, mort.* — Barette, trente-cinq ans, entre à l'hôpital Saint-Louis le 28 mai.

Amputation de cuisse immédiate, méthode circulaire, transporté ensuite au chalet Saint-Placide ; 31 mai, contracture des mâchoires.

Mort du tétanos le 3 juin.

Le tétanos a régné à Paris pendant le siège avec une fréquence qui lui a donné le caractère d'une épidémie. Jusque-là, il avait été tellement rare, que dans toute ma carrière d'étudiant et de médecin, je n'en avais vu que deux cas. Sous quelle influence a-t-il pris naissance ? On ne peut pas pour l'étiologie invoquer l'influence de la température, bien que l'hiver fût exceptionnellement froid, car les deux hôpitaux qui me furent confiés à cette époque, étaient parfaitement chauffés, et je n'ai pas remarqué que les malades aient eu à souffrir d'un refroidissement subit, invoqué comme cause du tétanos.

Est-ce qu'il y aurait dans l'encombrement

des salles une cause que l'on puisse invoquer ?

Y aurait-il dans l'air des corpuscules animés propres à engendrer cette maladie? Je ne le pense pas, car la ouate qui filtre l'air et qui a préservé de l'infection purulente un si grand nombre de blessés, ne paraît pas avoir eu la moindre influence comme moyen prophylactique contre le tétanos.

Il me semble qu'il faut surtout attribuer cette maladie au découragement des combattants qui ont subi un échec et à l'excitation nerveuse des blessés, qui, après avoir vu leur pays envahi par l'ennemi, venaient de succomber dans la lutte contre le gouvernement institué.

On peut rapprocher des cas de tétanos le malade de l'observation xxxix du Mémoire de M. Hervey.

Plaie du pied par balle, phlegmon diffus, amputation de la cuisse, mort, autopsie. — B..., trente-huit ans, compositeur, entre le 31 mai 1871 salle Saint-Augustin, numéro 16.

Blessé au pied droit le 27 mai, la jambe et la partie inférieure de la cuisse sont le siège d'un phlegmon diffus avec mortification imminente des tissus.

M. A. Guérin pratique l'amputation de la cuisse

à la partie inférieure le 31 mai, méthode circulaire.
Le malade est très impressionné par la perte de
toute sa jambe pour une plaie du pied.

1er juin. État de surexcitation à la suite d'une
explication très violente avec sa femme.

Le 4, même état d'agitation.

Le 5, il n'y a pas eu de frisson, ni aucun symptôme du côté de la plaie.

Mort le 7 juin, après une nuit d'agitation et
d'excitations extrêmes.

Autopsie. On n'a pas trouvé d'abcès métastatiques, aucune lésion appréciable dans les organes,
qui ont tous été soigneusement examinés. M. A.
Guérin a fait recueillir et examiner le contenu de
l'estomac pour savoir si le malade ne s'était pas
empoisonné. Cet examen, qui n'a pas été fait immédiatement, n'a rien révélé.

Bien que l'on n'ait pas trouvé de poison
dans l'estomac, j'ai toujours pensé que le malade avait dû succomber à une mort violente.
La visite de sa femme fut pour lui la cause d'un
violent chagrin. Il attendait des consolations,
il ne reçut que des reproches, qui se terminè-
rent par la menace d'une rupture. A dater de
ce moment, le blessé, qui paraissait apparte-
nir à la classe riche de la société, et dont les
soins corporels dénotaient le désir de plaire,
fut tellement découragé et malheureux, que

je pensai de suite à un suicide, en apprenant
sa mort.

Si, après avoir commenté les faits de la statistique de Hervey, statistique toujours invoquée par les auteurs qui ont comparé les résultats de ma méthode à ceux que donnent les
autres pansements, nous cherchons à les apprécier en quelques mots, nous dirons que sur
les quinze morts, dix étant placés dans des
services de médecine, n'ont pas été surveillés
par moi comme l'étaient les blessés de nos
salles ; que notamment chez deux les moignons
restèrent au moins une nuit hors du pansement et exposés à l'air empoisonné de l'hôpital ; qu'un enfant âgé de cinq mois ne put avoir
une nourrice et n'eut qu'un peu de lait de
mauvaise qualité ; que deux malades de mon
service moururent du tétanos ; qu'un troisième
succomba à une cause inconnue, se suicida
peut-être. Il reste trois morts pour les malades
de mon service. Il suffira de publier les observations pour faire comprendre qu'elles ne
peuvent que difficilement servir à soutenir que,
malgré mon pansement, il y a eu des cas d'infection purulente :

Observ. xiii. *Ablation complète par un éclat d'obus, de la cuisse à la partie inférieure, hémorragie considérable, amputation de cuisse sans anesthésie par le chloroforme, mort.* — Cordier, quarante ans environ, arrive à l'hôpital Saint-Louis le 23 mai. Au moment où il portait secours à un fédéré, blessé dans son jardin, il a eu la cuisse totalement emportée par un éclat d'obus. Une hémorragie considérable a lieu. Ancien étudiant en médecine, aujourd'hui ouvrier ajusteur, il compose un garot avec un mouchoir et un morceau de bois et il maintient la compression en attendant du secours. Il est enfin transporté à l'hôpital par les soins de M. le Dr Lailler. *Exsangue, presque insensible.* On ne donne pas de chloroforme. L'amputation circulaire de la cuisse à la partie moyenne est pratiquée pour faire les ligatures, car l'hémorragie qui a eu lieu sera mortelle. Le malade conserve la connaissance pendant presque toute l'opération, il a succombé le lendemain matin.

Cette observation n'a pas besoin de commentaires.

Observ. xiv. *Fracture de l'humérus par un éclat d'obus, amputation secondaire. Sorti de l'hôpital en voie de guérison. Pansement mal surveillé; infection purulente, mort.* — Cariot, boulanger, a été blessé chez lui par un éclat d'obus; il n'a pu être transporté à l'hôpital Saint-Louis que deux jours après, 26 mai 1871, salle Sainte-Marthe, numéro 3. — Fièvre, commencement de phlegmon.

Amputation secondaire du bras gauche, méthode circulaire.

Dès les premiers jours, l'appareil étant bien appliqué, le malade ne souffrant pas, M. Guérin l'engage à retourner chez lui, où il pourra se nourrir à sa guise, et surtout surveiller la direction de sa maison, dont il est préoccupé. *Le malade se lève et sort bien portant le 8 juin.*

11 juin, M. A. Guérin va chez le malade pour renouveler le pansement. Depuis deux jours, le malade souffre de son moignon; il a de la fièvre, des envies de vomir. Dans le trajet de l'hôpital à son domicile, faubourg Saint-Martin numéro 247, le pansement est devenu imparfait et il n'a pas été réparé. La plaie est assez belle, un peu grisâtre, mais humide. Néanmoins, l'infection purulente existe. — 1 gramme de sulfate de quinine.

12 juin, frisson intense, agitation. Mort le 13 juin.

C'est, je crois, le seul malade *de mes salles* qui soit mort d'infection purulente, et encore faut-il tenir compte de la remarque du rédacteur de l'observation qui constate que, le jour de sa sortie de l'hôpital, *le malade se lève et sort bien portant*, et qui ajoute que dans le trajet de l'hôpital au numéro 247 du faubourg Saint-Martin, le pansement se déplaça.

Voici la troisième observation :

OBSERV. XXXI. *Broiement du pied droit par éclat d'obus, amputation intra-malléolaire. mort.* — La nommée Pelletier (Marie), vingt-neuf ans, entre le 29 mars 1871 salle Sainte-Marthe, numéro 63.

Sœur d'un autre blessé, blessée en même temps que lui, le 27 mai. Tuméfaction considérable du pied, mortification des parties voisines de la plaie, fièvre. La malade se résigne difficilement à l'amputation. M. A. Guérin pratique l'amputation intra-malléolaire le 29 mai.

1er juin. La malade accuse une douleur au ventre qui est un peu tendu. 112 pulsations; la malade n'est pas à l'époque de ses règles.

3 juin. Signes d'adynamie, prostration, 120 pulsations.

Le 5, les phénomènes typhiques s'accusent de plus en plus. Pas de taches sur le ventre; pas de frisson. Morte le 11 juin. Elle n'a jamais souffert de la jambe amputée.

L'autopsie n'a pas été faite (les parents des morts s'y opposaient à cette époque), on n'a donc pas pu constater s'il s'agissait dans ce cas d'une infection purulente, d'une péritonite ou d'une fièvre typhoïde. (Hervey, *Arch. de médecine*, 1872, t. XIX.)

Depuis longtemps, je désirais réduire à leur juste valeur les cas de mort de la statistique de Hervey. On reconnaîtra, après avoir lu les commentaires qui précèdent, qu'il était surtout important de noter que les cas incontestables d'infection purulente avaient été observés dans les salles qui n'étaient pas sous ma direction. On en observera encore, je n'en doute pas, dans des conditions plus favora-

bles que celles dans lesquelles se trouvaient
les blessés de l'insurrection de la Commune,
lorsque les pansements ouatés ne seront pas
faits avec le soin qu'ils réclament, et lorsqu'ils
ne seront pas surveillés attentivement pendant la première semaine qui suit l'opération.

J'ai vivement regretté d'avoir quitté l'hôpital Saint-Louis où la chirurgie est très active, pour aller à l'Hôtel-Dieu où les occa-
sions d'opérer sont beaucoup plus rares. Je
me suis ainsi privé de la possibilité de faire
une statistique portant sur un grand nombre
de faits importants.

Arrivé à l'Hôtel-Dieu, le 1ᵉʳ janvier 1872,
j'eus si rarement l'occasion de faire de
grandes opérations, que je ne crus pas utile
de recueillir moi-même les rares observations
de mon service. Je m'en rapportais à mes
internes qui, croyant que l'efficacité de ma
méthode ne pouvait pas être mise en doute,
se contentèrent de prendre des notes dont un
statisticien rigoureux ne saurait se contenter.

N'ayant absolument rien sur 1872 et 1873,

je n'ai pu parler à l'Académie de médecine, lors de la discussion de 1878, que de 1874, 1875, 1876 et 1877.

Voici ce que je trouve dans mon discours en réponse à M. Gosselin qui, ne pouvant renverser ma doctrine de l'infection purulente, me demandait la statistique de mes opérations :

1874. 2 amputations de la jambe au lieu d'élection.

1 amputation de Chopart.

1 résection du coude (femme tuberculeuse).

2 résections du premier métatarsien.

1 amputation du cinquième métatarsien.

La réunion immédiate eut lieu dans l'une des amputations de la jambe et dans l'amputation de Chopart.

Tous les opérés guérirent.

Ces faits sont consignés dans une note qui m'a été remise par M. Kirmisson, aujourd'hui aide d'anatomie de la Faculté de médecine (1).

1875. Amputation de la jambe droite, au lieu d'élection.

____

(1) Maintenant chirurgien des hôpitaux et agrégé de la Faculté de médecine de Paris.

Amputation intra-malléolaire.

Résection du coude.

Amputation de l'avant-bras.

Arrachement du pouce.

5 hernies crurales pansées par la ouate, après l'opération.

Tous les malades guérirent.

L'amputation de la jambe au lieu d'élection, l'amputation de l'avant-bras sont indiquées comme ayant guéri par première intention, sans indication de temps.

L'amputation intra-malléolaire est notée : réunion immédiate en 18 jours.

Ces notes m'ont été remises par MM. Graux et Rafinesque.

1876. Désarticulation scapulo-humérale. L'état des parties molles qui étaient contuses près de l'articulation, ne permit pas de recourir à la réunion par première intention,

Amputation sus-malléolaire chez un phtisique du service de M. Hérard.

Nous obtînmes la réunion immédiate, mais le malade succomba, six mois après, aux lésions de la phtisie pulmonaire.

Amputation de jambe chez un hémophilique, hémorragie, athrepsie (le malade refuse toute nourriture), *meurt dans une syncope.*

Deux amputations du doigt indicateur, guéries sans accident.

Notes recueillies par MM. Ribemont (1), Weiss (2) et Lebec (3).

1877. Amputation au tiers supérieur du bras.

Réunion par seconde intention, l'état des parties molles n'ayant pas permis de rechercher la réunion immédiate.

Amputation du poignet, guérie avec une réunion par première intention, complète au bout de 16 jours.

Amputation sus-malléolaire.

Réunion par première intention. Lorsqu'au bout de vingt-six jours on enleva le premier pansement, le lambeau s'était réuni dans sa partie profonde et sur ses bords.

La ouate ne présentait que du sang desséché et pas de pus.

---

(1) Agrégé à la Faculté de médecine de Paris.
(2) Agrégé à la Faculté de Nancy.
(3) Prosecteur des hôpitaux.

Amputation de la cuisse au tiers inférieur.
— *Mort, six heures après l'opération.*

A l'autopsie on trouva une double fracture du bassin et un épanchement considérable de sang dans l'abdomen.

Ces résultats sont consignés dans une note qui m'a été remise par MM. Merklen (1), Poulin et Mossé (2).

Enfin, disais-je dans le discours cité, au commencement de cette année, il y a eu l'amputation de jambe pratiquée dans mon service par M. Marchand, et une amputation de cuisse pratiquée par moi. Le malade qui a subi cette dernière opération, est encore à la salle Saint-Jean, mais convalescent et n'ayant qu'une petite plaie superficielle. Les deux lambeaux se sont réunis profondément, malgré une petite hémorragie qui avait mis cet opéré dans des conditions défavorables.

En résumé, il y a eu vingt-trois amputations ou résections. Dans un cas, la mort a eu lieu par hémorragie chez un hémophilique; dans un autre, elle a été la consé-

(1) Aujourd'hui médecin des hôpitaux de Paris.
(2) Agrégé à la Faculté de Médecine de Montpellier.

quence d'une double fracture du bassin, ayant donné lieu à un vaste épanchement de sang dans l'abdomen.

Je ne parle pas du malade de M. Hérard qui succomba, six mois après son opération, à la phtisie dont la marche n'avait pas été arrêtée.

Si l'on prend la moyenne des morts, on aura deux morts sur vingt-trois amputés, ce qui pourra paraître peu satisfaisant ; mais je demande qu'il soit bien constaté que les deux morts ont été absolument indépendantes du pansement. Si l'on peut, à la rigueur, mettre à mon passif le malade ayant succombé à l'hémophilie, il est impossible que l'on compte celui qui succomba quatre heures après l'amputation, non à l'opération, mais à un épanchement de sang dans l'abdomen, par suite d'une double fracture du bassin.

Je le répète, les statistiques ne donnent en chirurgie que des résultats qui doivent être commentés, et il est très rare que l'on puisse opposer justement la statistique d'un chirurgien à celle d'un autre.

Ce que je viens de dire à l'occasion des

amputations est plus vrai encore quand on fait le relevé des grands accidents, tels que les fractures avec plaie faisant communiquer l'air extérieur avec le foyer des fractures.

Il résulte, en effet, des notes qui m'ont été remises par mes internes, que, depuis 1874 jusqu'en 1878, j'ai traité par mon pansement :

1 fracture du bras droit (étendue de la plaie non indiquée) (1).

1 fracture de jambe à la partie moyenne (plaie de 5 centimètres).

1 fracture comminutive de jambe (plaie large de 8 centimètres et longue de 20).

1 fracture du tibia et du péroné avec plaie, hémorragie et emphysème.

1 fracture de jambe et du premier métatarsien, abcès communiquant avec le foyer de la fracture.

1 fracture de l'avant-bras, plaie des muscles fléchisseurs pénétrant jusqu'au foyer de la fracture.

1 fracture compliquée de la jambe (écrasée

______

(1) Il y a eu guérison dans tous les cas où je ne note pas la mort.

par une voiture du poids de 2.000 kilogr.)

1 fracture comminutive du tibia et du péroné, — mort du tétanos, — à l'autopsie, on trouva l'os broyé en plus de dix fragments.

1 fracture de la jambe. Ostéomyélite consécutive à l'accident, traitée par la glace. Abcès ouvert; pansement ouaté; guérison. La malade, après être sortie, se fractura de nouveau la jambe, eut un abcès communiquant avec le foyer de la fracture, et guérit encore par mon pansement.

1 fracture de la jambe, compliquée de plaie.

1 fracture de l'humérus, compliquée de plaie et du broiement du premier orteil.

1 fracture de jambe compliquée de plaie, avec chevauchement des fragments, causée par une roue d'omnibus. Mortification des tissus, dite érysipèle bronzé. Mort au bout de quatre jours.

Si l'on compte, cela fait deux morts pour douze fractures, compliquées de plaie, ou plutôt pour treize, car un malade en a eu deux successivement.

Cela paraît énorme quand on ne juge que

par des chiffres, tandis que les faits observés ont fait des élèves qui les ont vus, autant de partisans de ma méthode.

Il n'y a pas, en effet, un de ces cas de fracture qui n'eût paru à nos devanciers ré-clamer impérieusement l'amputation.

L'un d'eux pourrait suffire pour prouver les avantages du pansement ouaté. Je veux parler du malade qui avait une fracture de la jambe, au-dessous du condyle du tibia, avec une plaie longue de 20 centimètres et large de 8. Il y avait un mois que ce blessé avait la jambe dans une gouttière, quand je repris mon service. Il ne mangeait plus ; la fièvre se manifestait par l'accélération du pouls et par l'élévation de la température. Il paraissait voué à une mort prochaine. Bien que je soupçonnasse une infection purulente à l'état d'incubation, j'appliquai mon pansement, et quand, au bout de vingt-deux jours, je l'enlevai, la dénudation du tibia n'existait plus, et nous pûmes constater un commencement de consolidation.

Quand on a été témoin de pareils faits, on ne peut plus douter de l'heureuse influence du pansement, un seul suffit pour convaincre les plus incrédules.

Je ne veux pas que ce livre devienne fastidieux par un grand nombre d'observations. Je tiens pourtant à consigner une note qui m'a été remise par le docteur Ant. Bourgeois.

Voici cette courte observation :

Fracture compliquée de l'humérus, avec hémorragie, gangrène, suppuration, etc. Guérison par le pansement ouaté. — Le 3 mars 1880, vers cinq heures du soir, M. L..., âgé de cinquante-trois ans, surpris et renversé par un omnibus, eut le bras pris entre le trottoir et la roue de ce lourd véhicule.

Le blessé fut immédiatement transporté à son domicile, rue de l'Ouest, numéro 45, et je fus appelé près de lui en toute hâte.

Je constatai une fracture de l'humérus à la partie moyenne, au niveau de l'insertion inférieure du deltoïde. La fracture n'était pas comminutive, mais elle était compliquée de plaie. Cette plaie, qui paraissait avoir été produite par un fragment d'os, laissait écouler au dehors une énorme quantité de sang, en même temps qu'il se faisait profondément une hémorragie abondante au-dessus et au-dessous du coude.

Deux heures après l'accident, le membre, par suite de l'épanchement sanguin, avait doublé de volume.

Je me bornai, ce soir-là, à mettre le membre en

position. Je parvins à arrêter l'hémorragie externe
et je fis maintenir sur le membre des compresses
résolutives froides.

Le lendemain, le Dr Marc Sée, chirurgien des
hôpitaux, appelé par un ami du blessé, apposa un
appareil plus complet. On plaça le membre dans
une gouttière, de manière à ce que l'on pût surveiller les accidents qui devaient survenir.

Ces accidents ne tardèrent pas à se manifester ;
au bout de six ou sept jours, il fallut, au moyen
d'un trois-quarts, donner issue à une énorme quantité de sang et de sérosité, qui s'était accumulée
dans l'épaisseur de l'avant-bras, au-dessous du
coude. Puis de larges plaques de gangrène com-
mencèrent à se produire dans l'épaisseur de la peau,
s'étendant à trois travers de doigt au-dessus et au-
dessous du coude, sur toute la partie externe du
membre ; à cet endroit, jusqu'à la ligne médiane,
l'articulation semblait être le centre de ce travail
de sphacèle.

De larges escarres s'éliminaient peu à peu. En
même temps, un autre travail de suppuration se
faisait dans les tissus profonds.

Le pus se faisant jour sur différents points, principalement au-dessous du coude, on pratiqua des
ouvertures avec le bistouri et on passa des drains,
pour vider les clapiers qui se formaient

On ne tarda pas, en outre, à constater une abondante collection de pus dans le foyer même de la
fracture, ce qui nécessita une nouvelle ouverture et
l'introduction d'un drain allant de ce point jusqu'à
la partie externe du coude.

La partie supérieure du bras était enfermée et soutenue dans une forte gouttière de gutta-percha, ramollie par la chaleur et moulée sur cette partie du membre. Grâce à cet appareil de contention, on pouvait, quoique bien difficilement, faire dans les plaies des injections détersives, et plonger le membre dans des bains d'eau phéniquée.

Les pansements étaient répétés tous les jours; ils étaient longs et fatiguaient beaucoup le malade.

Cependant la suppuration était toujours très abondante; les escarres s'éliminaient lentement, laissant de larges surfaces de peau dénudées.

Le membre était dans un état de délabrement effrayant à voir.

On en était au trente-huitième jour de la fracture. Le malade désespérait de son sort; son moral était très abattu. Heureusement, il n'avait pas encore éprouvé le frisson, indice de pyohémie, mais les médecins redoutaient ce nouveau danger qui paraissait imminent. Pour moi, je l'avoue, j'avais perdu tout espoir de guérison.

D'un autre côté, l'amputation dans de telles conditions était devenue impraticable.

Tel était l'état de ce malade, quand le Dr Alph. Guérin, appelé par l'un de nous, voulut bien venir en consultation. (Consultants : Marc Sée, Ant. Bourgeois, Bayle et Alph. Guérin.)

Après un examen sérieux et raisonné, M. Alph. Guérin conseilla son pansement ouaté comme étant le seul moyen de tirer le malade de l'état presque désespéré constaté par tous les consultants.

Cet appareil ouaté fut immédiatement appliqué

par M. Guérin lui-même, le 19 avril, avec ses épaisses couches de ouate et ses tours de bandes, innombrables et sans fin.

Immédiatement, le blessé se trouva soulagé, on put même frapper sur l'appareil sans que le malade ressentît de la douleur.

Le 9 mai, le premier appareil fut enlevé, et un énorme épanchement de pus, mais de pus de bonne nature, fut mis à découvert, répandant une odeur de suint analogue à celle des produits sébacés qui se sont accumulés.

Toutes les parties malades, à ma grande surprise, avaient déjà éprouvé une amélioration notable. On les lave avec de l'eau phéniquée, et on réapplique un nouvel appareil ouaté, méthodiquement, comme le premier.

Le dernier appareil ouaté ayant été enlevé le 22 mai, on reconnut avec satisfaction que la fracture et le membre étaient en pleine voie de guérison.

L'appareil fut alors supprimé et remplacé par de simples compresses phéniquées. Les bourgeons charnus s'étaient bien développés; le travail de cicatrisation marchait régulièrement; tout danger était conjuré, et le 1er juillet, la guérison était complète.

Deux ans après, ayant eu l'occasion de voir le malade, je constatai qu'il avait conservé le libre usage du bras, de l'avant-bras et de la main; tous les mouvements étaient conservés et il était impossible de reconnaître

la trace des graves lésions qui ont été décrites dans l'observation de M. Bourgeois.

Les chirurgiens qui ont étudié les méthodes de pansement sans parti pris, ont reconnu que l'on ne peut sans injustice comparer la statistique que Hervey a dressée dans
mon service à celles qui portent sur des opérations pratiquées dans les conditions ordinaires d'un service d'hôpital. M. Deboissieux
(de Louvain), au Congrès de Bruxelles, a jugé
les méthodes de Lister et la mienne avec un
sentiment d'équité auquel je me plais à
rendre justice. J'aurais pourtant à réclamer
sur certains points de son remarquable travail en ce qui me concerne, mais les pages
qui précèdent suffisent. Un des ses compa-
triotes et son ami M. Ed. Bouqué, a d'ailleurs
commenté avec un tact et une sagacité dont
je n'ai qu'à me louer, les statistiques des
trois méthodes principales de pansement qui
sont presque exclusivement employées de
nos jours.

En reproduisant deux pages du compte
rendu de la clinique chirurgicale de l'Univer-
sité de Gand, dont M. Soupart est le profes-

seur, j'aurai, je crois, suffisamment fait justice des appréciations peu bienveillantes qui ont été parfois dirigées contre mon pansement.

« Telle qu'elle est, dit M. Bouqué, la statistique que nous avons dressée, rien qu'en prenant le résultat brut des faits de chaque catégorie, fait voir que le pansement antiseptique de Lister, le pansement à ciel ouvert, aussi bien que le pansement ouaté de Guérin, sont tous les trois dignes de prendre une place distinguée dans la thérapeutique moderne des plaies. Nous réunissons dans le tableau suivant la statistique comparée de ces trois méthodes :

	Nombre de cas.	Nombre de morts.	Proportion.
Pansement de Lister.. .	573	64	11.17 %
Guéris.	120	28	13.33 %
A ciel ouvert.	308	35	11.36 %

« Un coup d'œil, jeté sur ce tableau, nous montre que le pansement de Lister et le pansement à ciel ouvert, préconisé par Kronlein, viennent sur la même ligne. Les résultats sont à peu près égaux ; il existe seulement une légère augmentation dans la mortalité pour le dernier. Mais ces chiffres sont essentiellement variables et peuvent même, pour certaines espèces de lésions, prendre un ordre inverse. Ainsi Kronlein a démontré que pour les amputations le pansement à ciel ouvert donne des résultats plus favorables, nous reproduisons ici son tableau.

	CLINIQUE DE LISTER		CLINIQUE DE ROSE	
AMPUTATIONS	Nombre de cas.	Nombre de morts.	Nombre de cas.	Nombre de morts.
Cuisse.	24	9	28	10
Jambe.	6	2	11	2
Pied et tarse. . .	15	1	15	3
Bras.	4	0	14	2
Main et avant-bras.	7	0	17	0
	56	12	85	17
	21.4 %		20 %	

« Le pansement ouaté de M. Guérin donne, d'après notre tableau comparatif, une mortalité de 23,33 %, environ 12 % de plus que les deux autres méthodes rivales, soit une mortalité double.

« Cette différence, qui paraît assez considé-

rable à première vue, nous semble pouvoir
être négligée presque entièrement. En effet,
c'est la statistique de l'auteur de la méthode et
de ses élèves parisiens, qui contribue pour la
plus large part dans l'augmentation du chiffre
de la mortalité, or, nous avons vu qu'une
grande partie des opérations de M. Guérin et
de ses élèves furent pratiquées dans les conditions les plus défavorables (pendant le siège et
la Commune de Paris), que dans un certain
nombre de cas la méthode de l'inventeur ne fut
pas régulièrement suivie et, chose importante,
qu'à l'époque dont nous parlons cette méthode
ne venait que de naître et n'avait pas encore
subi les perfectionnements dont elle s'est
montrée susceptible plus tard. Ainsi, au début
des expériences, M. Guérin crut qu'il lui aurait été difficile, pour ne pas dire impossible,
d'obtenir la réunion immédiate des plaies
d'amputation. Dans toutes les opérations il ne
recherchait que la réparation par bourgeonnement et suppuration, et rien d'étonnant à
ce que ses malades fussent plus exposés aux
accidents terribles, liés à la présence du pus.
Aujourd'hui, l'on sait (et nous avons pu nous

en assurer à la clinique de M. le professeur Soupart) que la réunion par première intention s'obtient sous le pansement ouaté, et, dès lors, le chiffre de la mortalité doit nécessairement baisser. Les statistiques plus récentes montrent déjà un grand progrès. Celles de MM. Michaux et Soupart réunies ne donnent plus qu'une proportion de 9 % de mort. Celle de Soupart seule ne donne que 6,84 %. Mais dans la statistique dressée par M. Deboisieux, les deux cas de mort par infection purulente peuvent être négligés, parce qu'ils constituent deux expériences incomplètes et dont on ne pouvait attendre aucun résultat, ni favorable, ni défavorable au mode de traitement de M. Guérin. Dans cette statistique un cas de mort par pyohémie ne doit pas entrer en ligne de compte, puisque au moment où le pansement ouaté fut appliqué pour la première fois, l'infection purulente existait déjà chez ce malade avec tous ses caractères. Ces trois cas éliminés, voici, dit M. Bouqué, quels seraient alors les résultats des essais faits dans les services de MM. Soupart et Michaux.

	SOUPART		MICHAUX	
	Nombre de cas.	Nombre de morts.	Nombre de cas.	Nombre de morts.
Amputations et désarticulations.	8	1	5	0
Résections.	3	0	0	0
Extirpation de tumeurs.	4	0	0	0
Plaies diverses. . . .	23	1	0	0
Brûlures.	5	0	0	0
	43	2	5	0
	4.65 °/.		0.0 °/₀	

M. Bouqué fait suivre cette statistique de
la note suivante : « Un résultat aussi extrê-
mement satisfaisant n'a certes pas été obtenu
dans les autres services de l'hôpital civil de
Gand, où l'on a continué, pendant les deux
dernières années, à suivre les anciens modes
de traitement, ni même, croyons-nous, dans
les services où le pansement de Lister a été
plus ou moins rigoureusement appliqué. »

M. Vedrènes a publié, dans son excellent
travail sur le pansement ouaté, une note
statistique qui lui a été communiquée par
M. Girerd, chirurgien de l'ambulance de
Beyherbey, pendant la guerre russo-turque

en 1877-1878. Cette note prouve une fois de plus que, dans les conditions atmosphériques les plus défavorables, mon pansement met les opérés à l'abri des accidents septiques des plaies. Je la reproduis ici :

A. *Amputations.*

2 désarticulations de l'épaule. Réunion par première intention dans un cas ; dans le second, la réunion était opérée dans les trois quarts de l'étendue de la plaie. Guérison.

1 amputation du bras au tiers inférieur. Guéri.

2 amputations de l'avant-bras. Guéri.

10 — des métacarpiens. Tous guéris.

28 — de doigts. Tous guéris.

1 amputation de cuisse au tiers inférieur. Guéri.

1 — sus-malléolaire. Guéri.

1 — . de Chopart. Mort le quatrième jour. (Malade opéré en pleine pyohémie.)

3 amputations de Lisfranc. Deux guérisons, un mort. (Ce dernier malade est mort le treizième jour du typhus exanthématique.)

15 amputations de métatarsiens et de doigts de pied. Un mort. (Ce mort avait été atteint du mal de Bright quinze jours après l'amputation du gros orteil.)

Ce qui fait 3 morts sur 63 amputations.

B. *Résections.*

1 résection de l'épine de l'omoplate, de sa partie sus-épineuse, de l'acromion, de l'apophyse coracoïde et de la moitié externe de la clavicule. J'ai quitté le service deux mois et demi après l'opération ; la guérison pouvait être considérée comme assurée, il ne restait qu'une petite plaie simple.

2 résections de l'angle inférieur de l'omoplate.
1 résection de la moitié externe de la clavicule.
2 résections de la tête de l'humérus.
2   —   de la diaphyse humérale.
1 résection complète du coude.
1   —   des condyles de l'humérus.
1   —   du radius.
1   —   du cubitus.
2 résections du carpe.
7   —   du métacarpe et des doigts.
2   .   de la crête iliaque antérieure et supé-
    rieure.
1 évidement du fémur.
2 résections des métatarsiens.
2   —   du tibia.
1 résection du calcanéum.
Tous guéris.

M. Vedrènes fait suivre cette statistique des réflexions suivantes :

« Les résultats de M. Girerd se passent de commentaires. Ils confirment mes prévisions sur les services que le pansement ouaté est susceptible de rendre aux blessés de la guerre. Leur valeur ressortira mieux encore, si nous ajoutons, d'après les renseignements de ce distingué confrère, que les autres modes de pansement, employés sur d'autres blessés placés dans les mêmes conditions que les siens, ont eu peu de succès, et que ses opérés

16.

ont guéri, sous le pansement ouaté, malgré la pourriture d'hôpital et la pyohémie qui régnaient dans son ambulance sur les blessés pansés autrement. »

— Si j'avais à ma disposition tous les faits qui prouvent l'efficacité de ma méthode, ils composeraient une statistique qui pourrait être opposée à celles que l'on invoque en faveur des autres pansements ; mais j'avoue que j'ai autre chose à faire et que je me dispense de les rechercher, parce que tôt ou tard, probablement quand je ne serai plus de ce monde, il y aura unanimité pour reconnaître l'importance du filtrage de l'air, de la compression élastique , de l'incubation , de la rareté des pansements, etc.

Avant de finir ce qui a trait aux statistiques, je tiens pourtant à consigner ici les conclusions d'un travail de M. G.-S. Chrysospathis (de Calamas, Messénie), sur le pansement par le coton. L'auteur m'a adressé son mémoire en me priant de le présenter à l'Académie de médecine ; mais comme il est écrit en grec, je n'en ai connu la substance que par la reproduction d'une communication faite par M. Chrysospathis au Congrès médical d'Athènes .

Je reproduis textuellement ce compte rendu.

M. Chrysospathis, qui exerce la médecine dans une province de la Grèce où les blessures de toute sorte sont fréquentes, a adopté depuis 1874 la ouate pour le pansement des plaies. Il était guidé dans cette voie par les expériences et les études de M. A. Guérin. N'étant pas en mesure de posséder toujours de la ouate, il se sert du coton ordinaire bien coupé et il en use de 500 à 1500 grammes chaque fois avec une longueur de bandage ne dépassant pas 80 mètres; il change en outre quelquefois le bandage le dixième jour de son application, tandis que M. Guérin le fait le vingt-cinquième jour seulement et en se servant de bandes dont la longueur varie de 150 à 200 mètres.

M. Chrysospathis a soigné par cette méthode 37 malades, dont 25 avaient des blessures produites par des armes à feu. De ces derniers, 6 avaient des blessures aux extrémités inférieures, cas compliqués de fractures et suivis de guérison sans lésion du membre; 10 les avaient aux extrémités supérieures et ont supporté deux amputations de l'avant-bras, deux désarticulations du coude et deux amputations du bras, les quatre autres guérissant sans conserver de difformités; un avait une blessure aux côtes suivie de fracture; et les autres 8 avaient des blessures simples sur diverses parties du corps.

Relativement aux douze personnes non frappées par des armes à feu, voici quel était leur cas. Trois avaient été blessées par la dynamite ; à l'une, il a fallu amputer l'avant-bras, à l'autre désarticuler le poignet, la dernière a guéri sans opération chirurgicale ; cinq autres patients offraient des blessures compliquées de fractures dues à des violences externes, à savoir trois avec des phalanges brisées et deux avec la cuisse rompue. Deux autres individus ont dû subir une amputation, l'un de la cuisse par suite d'une tumeur maligne, l'autre de la jambe à cause d'une tumeur blanche à l'articulation du pied. Enfin un malade présentait une brûlure fort étendue sur les mains et le reste du corps, et le dernier avait une blessure au thorax, produite par un instrument tranchant.

C'est sur ces 37 observations que roule la pratique de M. Chrysospathis, suivie de succès brillants, attendu que tous ses malades, sans exception, ont guéri de leurs blessures et que le nombre des difformités résultantes a été minime, étant donnée la gravité des lésions.

M. Chrysospathis donnant la relation succincte de chacun de ses malades traités par le pansement au coton, en tire les déductions suivantes :

1. *Facilité d'application.* A toute heure et à tout endroit, le médecin, dit-il, peut appliquer cette méthode, car il se procure facilement une certaine quantité de coton et de la toile.

2. *Changement peu fréquent du pansement.* Le bandage peut rester en place parfois jusqu'à un mois et ce changement peu fréquent facilite à la na-

ture le travail de la cicatrisation, ce qui a été signalé depuis fort longtemps.

3. *Dépense minime* de matériaux.

4. *Cessation des douleurs* et absence de fièvre,
phénomène constamment observé, au moins sur
tous les malades soignés par le praticien en question.

5. *Absence de toute complication* de maladies
subséquentes aux blessures, telles que l'érysipèle, la
lymphangite, etc., et enfin,

6. *Salut du membre* lésé, même dans les cas les
plus compliqués, la lecture des observations citées
sous les numéros 5, 6, 9, 10, 13, 17, 35, 32, 19, 20,
22, 23 et 26 étant suffisamment concluante à ce
point de vue.

Tels sont les avantages offerts par le pansement
au coton; ils ne sauraient être présentés par aucun
autre procédé, car la méthode antiseptique de Lister, bien qu'étant parfois supérieure au pansement
par le coton, ne donne pas les mêmes bénéfices
réunis que ce dernier.

Voici maintenant quels en sont les désavantages :

1 *Mauvaise odeur* que la plaie exhale quelques
jours après le pansement, mais qui peut cependant
être combattue par l'usage de substances aromatiques ou autres;

2. *Non-applicabilité du traitement* dans le cas
de blessures invétérées, où la suppuration a commencé, quoique, dit-il, le pansement appliqué une
fois le troisième jour et une autre fois le cinquième
ait donné des résultats satisfaisants; et

3. *Difficulté d'application* pour les blessures du
cou, de la face et de la tête en général.

A ces points de vue, la méthode de Lister a l'avantage, surtout dans les cas énumérés dans les deux derniers paragraphes.

M. Chrysospathis loue beaucoup le pansement au coton, non seulement pour les blessures accompagnées de solution de continuité, mais pour les contusions des parties molles, les entorses, les luxations, etc., ainsi que pour les maladies de la peau suivies de la dénudation de l'épiderme et il cite à l'appui plusieurs cas dans sa pratique. Il parle notamment d'une fille atteinte de pemphigus aigu ayant gagné toute la surface cutanée et accompagné de vives douleurs, insomnies, agitations, etc., qui ont cédé aussitôt le pansement employé. La malade a guéri dans l'espace de quinze jours.

En examinant ensuite les raisons pour lesquelles cette méthode est si avantageuse au pansement des plaies, M. Chrysospathis les trouve multiples, ce sont entre autres : l'absence du contact de l'air ambiant avec la blessure, contact qui, d'après les dernières découvertes, produit l'absorption des molécules nuisibles circulant dans l'air ; la pression uniforme et continue ; le maintien de la même température ; l'absence des ruptures secondaires des vaisseaux et des tissus de la plaie, condition obtenue par le changement rare du bandage ; l'immobilité de la partie blessée, et en dernier lieu, comme résultat de toutes ces causes réunies, l'absence de maladies secondaires.

En terminant, M. Chrysospathis dit que cette méthode présentant les avantages exceptionnels mentionnés plus haut, doit être recommandée aux confrères, surtout à ceux qui pratiquent dans les provinces, ainsi qu'aux chirurgiens militaires, et principalement en temps de guerre (1).

On voit que M. Chrysospathis a non seulement adopté mon pansement, mais que le mécanisme est pour lui absolument celui que j'ai indiqué. C'est pour cela que les résultats ont été si satisfaisants. Que diront, en présence d'une pareille statistique, les chirurgiens qui invoquent leurs succès par des méthodes différentes de la mienne ? Si j'étais resté à l'hôpital Saint-Louis où j'aurais eu, presque chaque jour, l'occasion de pratiquer de grandes opérations, j'aurais maintenant des faits assez nombreux pour qu'aucune statistique ne pût m'être opposée. J'ai déjà dit que pour attaquer ma méthode, on a opposé aux observations recueillies dans des temps calmes, sur des malades souvent isolés, les faits observés dans mon hôpital à l'époque de l'insurrection de la Commune, au lendemain du siège de Paris, quand toutes les salles étaient tellement bondées de blessés, qu'on était réduit à mettre les malades indifférem-

(1) Voir *Gazette médicale d'Orient*, p. 87.

ment dans les salles de médecine et dans celles qui sont'habituellement consacrées à la chirurgie. On pourrait croire que les blessés devaient être, dans les services de médecine, mieux placés pour échapper aux suites funestes des grandes opérations ; mais les salles de médecine étaient, comme les nôtres, remplies de blessés depuis plusieurs mois ; la seule différence consistait en ce qu'un médecin, et non un chirurgien, était chargé de donner des soins aux malades.

On ne pourra faire une statistique probante en faveur de ma méthode que lorsqu'un chirurgien , placé dans un service d'une activité exceptionnelle, appliquera mon pansement dans toute sa rigueur.

J'ai déjà dit que ce pansement doit être fait comme une expérience de laboratoire, de manière à ce que toutes les conditions sur lesquelles je ne saurais trop insister soient remplies scrupuleusement. Quand une grande guerre affligera de nouveau l'Europe, on aura l'occasion de juger les différentes méthodes de pansement. Il faudra bien alors reconnaître que les liquides antiseptiques sont insuffisants pour soustraire les blessés aux conséquences des grandes opérations, quand l'air est empesté par les émanations provenant de traumatismes nombreux. On comprendra alors de quelle importance sont le filtrage de l'air, la compression élastique qui immobilise et la rareté des pansements.

Pour que l'on puisse porter un jugement équitable, il faut invoquer les résultats des grandes opérations, et non à côté des amputations de la jambe et de la cuisse, placer des ouvertures d'abcès, des extirpations de lipômes, etc., comme on le voit dans un certain nombre de statistiques. Suivant que l'on aura éliminé ou admis dans une statistique les opérations sans gravité, on aura des résultats qui ne peuvent plus être comparés, et qui ne pourront être invoqués pour ou contre une méthode que par les hommes plus désireux de faire triompher une opinion que d'arriver à une conclusion utile et vraie.

CHAPITRE IV

PANSEMENT OUATÉ COMME MOYEN COMPRESSIF DANS LE TRAITEMENT DE L'ARTHRITE

Bien que mon livre ait pour but de faire connaître le pansement ouaté appliqué au traitement des plaies, je ne pense pas que je puisse me dispenser de parler des heureux résultats de la compression élastique à l'aide de la ouate dans la thérapeutique de l'arthrite chronique.

J'ai déjà dit que c'est à M. Burggraeve (de Gand) que revient l'honneur d'avoir compris que la ouate permet de réaliser la compression constante que d'autres chirurgiens avaient vainement cherchée. Je tiens à le redire encore, ne voulant pas que les médecins qui ne seraient pas au courant de la question, m'attribuent ce qui appartient à un autre.

En imaginant de comprimer une articulation avec de l'ouate et des bandes, M. Burggraeve a rendu un véritable service à la chirurgie. J'ai démontré que les attelles en carton qu'il ajoutait au bandage ne sont pas utiles, mais à part ce détail sans importance, c'est au traitement de notre confrère de Gand que j'ai recours dans le traitement des arthrites, et depuis que j'ai adopté cette thérapeutique, j'ai obtenu la guérison prompte des inflammations articulaires qui, traitées par d'autres méthodes, auraient pu se terminer par suppuration, ou durer indéfiniment.

Je commence par appliquer des ventouses scarifiées autour de l'articulation malade, dans les cas même où il n'y a pas de douleur spontanée. J'entends par là les cas où les malades ne souffrent pas, quand ils gardent une immobilité complète.

Inutile de dire que, à plus forte raison, j'applique des ventouses, quand l'articulation est sensible à la plus légère pression.

Pour le nombre des ventouses à appliquer, on doit tenir compte de la sensibilité de l'articulation et de la force du malade. Toutefois quand j'ai reconnu que les poumons sont sains et qu'il n'y a nul indice de tuberculose, j'applique un nombre variable de ventouses, alors même que le malade, affaibli par de longues souffrances, serait considéré par des médecins n'ayant pas suivi ma pratique, comme étant dans un état contre-indiquant formellement les émissions sanguines. J'ai souvent rendu mes élèves témoins de l'efficacité des ventouses dans le traitement d'arthrites chroniques qui pouvaient être qualifiées de tumeur blanche, chez des malades débilités au point d'avoir l'aspect extérieur des phtisiques.

J'insiste pour que l'on sache bien que je ne parle pas des malades forts et vigoureux, doués d'un tempérament sanguin, et ayant une arthrite franchement aiguë pour laquelle il n'est personne qui ne songe à recourir aux émissions sanguines.

Dès le lendemain de l'application des ventouses scarifiées, j'exerce la compression élastique sur l'articulation malade à l'aide d'un pansement ouaté placé comme je l'ai indiqué pour les fractures compliquées de plaie.

Ce pansement a l'avantage d'immobiliser les surfaces articulaires lésées, sans condamner les malades à rester au lit où ils s'affaiblissent et s'étiolent. Sans doute, on peut obtenir l'immobilisation des membres affectés d'arthrite, à l'aide de la gouttière de Bonnet, mais quand on guérit par ce moyen, on est à peu près sûr que la terminaison se fera par ankylose, ou du moins par une rigidité articulaire que l'on ne peut pas vaincre sans s'exposer à raviver l'inflammation et à reproduire dans toute son intensité la maladie pour laquelle il a fallu un repos de plusieurs mois dans la gouttière.

Avec le pansement ouaté, au contraire, les malades peuvent se lever et marcher. S'il est bien appliqué, la compression au niveau de l'articulation s'oppose aux mouvements des surfaces articulaires malades, sans mettre obstacle à l'exercice des parties du corps qui ne participent point à la maladie. Ce n'est pas seulement en immobilisant l'articulation malade que le pansement ouaté guérit les arthrites. Sous l'influence de la compression, il se fait une sorte d'ischémie qui est la condition la plus favorable à la prompte terminaison d'une inflammation. C'est par cette ischémie que Vanzetti (de Padoue) arrête l'évolution des phlegmons. On sait que par la compression digitale faite pendant plusieurs heures sur l'artère qui porte le sang aux parties enflammées, il a vu des inflammations phlegmoneuses d'une grande intensité se terminer par résolution. Dans ce cas, il est incontestable que c'est par l'ischémie que ce résultat est obtenu.

Les chirurgiens qui savent appliquer mon pansement, ont pu constater qu'au moment où on l'enlève, les tissus qui ont été comprimés sont réduits à un volume si petit, que l'on serait tenté de croire qu'ils sont exsangues.

M. Esmarch, la première fois qu'il assista à une séance dans laquelle j'enlevai un pansement ouaté, fut tellement frappé de ce résultat, qu'il dit tout haut que je produis avec la ouate et des bandes un diminutif de l'ischémie qu'on obtient avec la bande de caoutchouc.

C'est donc par un repos modéré et par

l'ischémie articulaire que le pansement ouaté guérit les arthrites.

Je pourrais citer un certain nombre de cas de guérison d'arthrites par la compression élastique. Je me contenterai des deux suivants :

Un jeune garçon de sept ans, brun, pâle, ayant les paupières souvent malades, des ganglions lymphatiques très développés, ressentit dans l'articulation coxofémorale une douleur qui, au bout de quelques jours, causa la claudication. Examiné par le médecin de ses parents, il se plaignait de souffrir quand on exerçait une pression au niveau de l'articulation. Les mouvements de la cuisse sur le bassin étaient douloureux, surtout les mouvements d'abduction. On lui fit garder le repos au lit pendant plusieurs jours ; on badigeonna le haut de la cuisse avec de la teinture d'iode, mais la douleur persistant, on m'appela en consultation.

Je reconnus une arthrite coxofémorale d'une forme peu aiguë que je n'aurais pas pensé, il y a vingt ans, à traiter par les émissions sanguines locales. L'expérience m'ayant

appris que cette inflammation est plus insi-
dieuse que les formes franchement aiguës, ni
les ganglions de l'aine plus développés du
côté malade que du côté sain, ni la constitution lymphatique du petit malade ne me dé-
tournèrent de l'idée de prescrire autour du
grand trochanter quatre ventouses scarifiées
que je conseillai de faire saigner.

Des cataplasmes furent appliqués après les
ventouses scarifiées, pendant vingt-quatre
heures, et presque immédiatement la douleur diminua. Elle était à peine éveillée par
les mouvements brusques et étendus de la
cuisse sur la hanche, lorsque, trois jours plus
tard, nous prescrivîmes une compression
élastique à l'aide du pansement ouaté qui fut
appliqué par mon ami le docteur Ramond,
médecin expérimenté et faisant l'application
de ce pansement avec une grande habileté.
Dès le lendemain, le petit malade était debout
ne se plaignant d'aucune douleur. Il ne tarda
pas à reprendre ses jeux et ses études. Tous
les huit ou quinze jours, de nouvelles bandes
appliquéespar-dessus les premières, servaient
à augmenter la compression. Au bout de cinq

ou six semaines, l'enfant était parfaitement rétabli, et, depuis cette époque, il n'a pas eu le moindre ressentiment de son mal.

Au mois de juillet de cette année, la sœur de cet enfant ressentit les mêmes symptômes que son frère, mais avec un peu plus d'intensité. C'est une petite fille de quatre ans et demi, à peau très blanche, avec des cheveux d'un blond très clair; elle est très vive, mais son système ganglionnaire est très développé, ses paupières sont rouges et clignent quand la lumière est un peu vive. C'est un enfant éminemment lymphatique.

Comme antécédents de famille, je dois noter que la mère de ces deux enfants a été plus lymphatique qu'eux dans son enfance, et qu'elle porte les traces d'abcès ganglionnaires du cou. Leur père est maigre et, quoiqu'il soit rarement malade, sa constitution laisse beaucoup à désirer.

La petite fille dont il s'agit ressentit une douleur assez vive dans la hanche, au commencement de juillet. Quand elle était debout, elle fléchissait la jambe du côté malade, pour que le poids de son corps portât sur le membre du côté sain. Elle boitait en marchant, et quand on la couchait sur le ventre, le pli qui sépare la fesse de la cuisse était notablement plus bas que celui de l'autre côté.

Il n'y avait pas de raison pour qu'un membre fût plus long que l'autre ; nous ne prîmes même pas la peine de procéder à la mensuration, convaincus que nous étions que la différence de longueur qui frappait tout le monde ne pouvait être qu'apparente.

Les ganglions inguinaux étaient plus développés de ce côté que de l'autre, signe que l'on constate souvent dans la coxalgie, sans que l'on puisse, pour cela, soupçonner l'existence d'une tuberculose articulaire. Quand on exerçait une pression sur le grand trochanter et au niveau de la tête du fémur, on éveillait une douleur assez vive, mais les mouvements d'abduction de la cuisse n'étaient pas notablement douloureux. Ce dernier symptôme négatif aurait pu éloigner de notre esprit l'idée d'une coxalgie, mais tenant compte de la claudication, de la douleur à la pression, de l'apparence d'allongement du membre, nous n'hésitâmes pas à diagnostiquer avec le

Dr Ramond une coxalgie à forme chronique, et nous eûmes recours au traitement qui avait si merveilleusement réussi chez le frère de la petite malade. Le résultat fut le même. Après les ventouses, les douleurs devinrent moins vives. La compression élastique ayant été exercée, dès le lendemain, au moyen du pansement ouaté, l'enfant put se lever et marcher. Au bout de sept semaines, la guérison paraissait complète, et, depuis cette époque, la maladie ne s'est pas reproduite.

Je me contente de citer ces faits pour ne pas allonger un travail dans lequel j'ai évité de consigner des observations, mais tous mes élèves ont été témoins de l'efficacité de la pratique suivie par moi, depuis une vingtaine d'années.

J'ai eu plus souvent l'occasion de constater les bons effets du traitement combiné des émissions sanguines locales et du pansement ouaté dans les arthrites du genou. Je pourrais rapporter à ce sujet un grand nombre d'observations d'autant plus curieuses que, dans cette région, il est plus facile de juger de la forme aiguë ou chronique de l'inflammation.

Mais cela ne rentre pas dans le cadre de ce livre. Tant que l'inflammation est aiguë, on comprend facilement l'action des ventouses appliquées sur le genou ; la déplétion des vaisseaux amène très promptement une amélioration notable. Si la douleur et la tuméfaction n'ont pas complètement disparu, il ne faut pas hésiter à recourir à ce moyen une seconde fois. La compression élastique ne tarde pas à compléter la guérison. On ne doit recourir à la compression qu'au moment où la douleur ne se produit plus spontanément, et n'existe que lorsqu'elle est provoquée par la pression sur la partie malade ou par des mouvements imprimés à la jambe (1).

Tandis que l'arthrite du genou que l'on traite, dès le début, par des badigeonnages de teinture d'iode et par des vésicatoires, a la plus grande tendance à passer à l'état chronique, elle cède le plus ordinairement, en très

(1) Depuis que ce chapitre a été écrit, j'ai eu l'occasion de traiter par la simple compression élastique (pansement ouaté) sans émission sanguine, plusieurs coxalgies, à leur début mais très confirmées, et la guérison a généralement été obtenue au bout d'un mois, sans que les petits malades aient gardé la moindre claudication.

peu de semaines, au traitement par les émissions sanguines locales, suivies de la compression élastique.

Ce n'est pas seulement le passage à l'état
chronique que l'on doit redouter; lorsque l'arthrite est traitée par les exutoires et par la teinture d'iode, la terminaison par suppuration,
accident de la dernière gravité, n'est pas rare.
C'est ainsi que se produisent les arthrites
suppurées, lorsque l'on n'a pas, dès le début,
produit la déplétion des vaisseaux répandus
autour de la partie malade. Quel est le chirurgien qui n'a pas été témoin de cet accident? Je pourrais citer un grand nombre de
faits à l'appui de la fréquence de cette terminaison, je me contenterai de l'observation
suivante, dans laquelle le traitement ordinaire de l'arthrite faillit avoir les conséquences
les plus fâcheuses :

Le jeune de L..., dont un frère est mort
phtisique, ressentit, il y a huit ans, une douleur au genou. Comme il était très vif et peu
soucieux de sa santé, il n'en parla pas à ses
parents. Il avait alors treize ans, mais ses
membres grêles, son visage pâle et amaigri

lui donnaient l'apparence d'un enfant plus jeune de deux ou trois ans. Il fut soigné pendant un mois environ, par le médecin de la famille, qui eut recours au traitement par le badigeonnage avec la teinture d'iode. Au bout de ce temps, je fus appelé en consultation et je reconnus une arthrite avec épanchement d'une petite quantité de synovie. Déjà la membrane synoviale était épaissie, on constatait cet épaississement au point où elle se réfléchit de bas en haut, au-dessous de son cul-de-sac fémoral.

Nous prescrivîmes le repos au lit, l'application d'une gouttière pour immobiliser le membre ; nous appliquâmes successivement de la teinture d'iode à haute dose (trois couches successives par jour) puis des vésicatoires répétés. Malgré ce traitement énergique, la maladie suivait son cours. Je n'avais pas osé, à cause des antécédents de famille et de l'air de faiblesse du jeune malade, recourir aux émissions sanguines locales. Bientôt la douleur devint plus vive, et nous commençâmes à constater l'existence d'une arthrite fongueuse.

L'état de cet enfant s'aggravant chaque

jour, je pratiquai de profondes et nombreuses cautérisations au fer rouge.

Les parents s'effrayèrent, on désira une consultation qui eut lieu, et dans laquelle deux chirurgiens éminents émirent l'avis que, vu l'existence des fongosités et le peu de chance de reconstituer l'économie affaiblie, l'inappétence ne permettant pas d'alimenter suffisamment le malade, on serait réduit très prochainement à pratiquer l'amputation de la cuisse.

De nouvelles cautérisations ayant été pratiquées et une vigoureuse compression élastique ayant été exercée par le pansement ouaté, le malade guérit, mais on voit à quelle extrémité l'on arrive quand, se laissant effrayer par l'apparence chétive du sujet, on n'ose pas recourir aux émissions sanguines, au début du traitement.

Depuis cette époque, j'ai eu l'occasion d'observer un enfant qui était dans des conditions semblables à celles dans lesquelles je trouvai le jeune de L.. quand je fus appelé près de lui : même inappétence, même défaut de nutrition, insomnie résultant, en partie, de la douleur provoquée par les moindres mouvements. Je n'hésitai pas à lui faire appliquer trois ventouses scarifiées. Trois jours après, on refit une nouvelle application de ventouses; puis on exerça une compression vigoureuse à l'aide du pansement ouaté, et, quelques jours après, le petit malade se levait et commençait à jouer avec ses petits frères. Sous l'influence de cette thérapeutique qui est pourtant débilitante, l'enfant ne souffrant plus, commença à manger avec plaisir. Au bout de trois mois, il était définitivement guéri.

La compression par le pansement ouaté ne suffit pas toujours, quand elle n'est pas précédée par une ou plusieurs émissions sanguines locales. J'attache donc la plus grande importance à l'emploi combiné des deux moyens.

La compression douce, et pourtant très active, à laquelle j'ai recours, produisant l'ischémie des tissus compris sous le pansement ouaté, il est facile de comprendre comment elle agit contre les inflammations articulaires. Un de ses avantages consiste en ce qu'elle ne condamne pas les malades à l'immobilité, et leur permet, sans retarder leur guérison, de se lever, de rester assis, de jouer sur une natte ou sur un tapis, et, bientôt, de se livrer aux jeux de leur âge.

Ce traitement est donc essentiellement différent de celui dans lequel la gouttière de Bonnet condamne les petits malades affectés de coxalgie, à un repos et à une immobilité absolus. Cette gouttière, si utile dans le traitement des fractures du col du fémur, doit donc être abandonnée, si l'on veut conserver l'espoir de guérir les coxalgies sans ankylose et sans claudication.

CHAPITRE V

LE PANSEMENT OUATÉ APPLIQUÉ
A LA CHIRURGIE D'ARMÉE

Personne n'a encore, que je sache, nié l'utilité du pansement ouaté pour la chirurgie d'armée. On comprend, en effet, combien il est avantageux de panser un blessé assez solidement pour que les cahots et le transport lui deviennent indifférents. Tandis que les membres amputés ou fracturés ne peuvent, sans les plus grands inconvénients, être soumis aux mouvements violents d'une voiture passant dans des chemins difficiles, le pansement ouaté soustrait les blessés à la douleur, quelles que soient les violences auxquelles ils sont exposés. J'ai souvent, devant les médecins qui suivaient mon service, projeté violemment sur le lit les moignons des amputés que je venais de panser pour la première fois, sans que les malades ressentissent la moindre douleur. J'ai même soutenu qu'un blessé n'est bien pansé, que lorsqu'il peut recevoir un coup de poing sur son moignon, sans en être péniblement affecté.

M. Vedrènes que j'ai déjà cité, parce que personne n'a étudié plus consciencieusement que lui les différentes méthodes de pansement, s'est nettement prononcé en faveur du pansement ouaté : « En campagne, dit-il, sur un champ de bataille où l'on a un intérêt capital à tout simplifier, le bandage ouaté pourrait, dans la majorité des cas, servir de pansement uniforme pour les blessures, les opérations qu'elles nécessitent, les accidents d'origine commune qui réclament un solide appareil contentif, les brûlures. Celles-ci sont d'ailleurs justiciables au premier chef de ce mode de pansement auquel M. Alph. Guérin attribue le pouvoir de lutter efficacement contre la rétractilité cicatricielle, suite inévitable des brûlures profondes, et source de tant d'infirmités. On comprend à ces divers points de vue, quels services la ouate rendrait aux chirurgiens qui auraient ainsi tout prêt sous la main, un excellent pansement applicable à la plupart des lésions qu'ils auraient à traiter. »

Un peu plus loin, M. Vedrènes, comprenant que mon pansement est long et difficile, exprime l'idée que cet inconvénient est largement compensé par la rareté des renouvellements : « Les pansements dits *simples* absorbent beaucoup de temps pour leur préparation et leur application méthodique, ils demandent des renouvellements fréquents. Le grand avantage du bandage ouaté, c'est, s'il est bien disposé, de pouvoir rester en place jusqu'à une époque voisine de la guérison; De là une énorme économie de temps qui assurerait aux blessés des secours prompts et efficaces, avec un personnel bien exercé à son application. »

Je tiens à reproduire ici un chapitre du livre de M. Vedrènes, intitulé : *Objections spéciales au point de vue de la chirurgie d'armée.*

« La principale, c'est la difficulté d'approvisionner les ambulances d'une quantité suf-

fisante de ouate, pour assurer le pansement
des blessés sur un champ de bataille. Cette
objection n'est pas de petite importance, si
l'on songe aux effrayants moyens de destruction dont disposent les armées actuelles et
aux masses d'hommes que la stratégie moderne met en mouvement. Elle mérite donc
une grande attention. En apparence, cette
question est extra-chirurgicale et d'ordre pure-
ment administratif ; mais en réalité son côté
technique est prépondérant ; car s'il était démontré que, de tous les modes de pansement
connus, le bandage ouaté fût celui qui assu-
rât le mieux et dans une grande proportion
la conservation des blessés, il est évident qu'il
s'imposerait par cela même et que des combinaisons nouvelles devraient être imaginées
pour en assurer les bienfaits à nos malheureux mutilés des champs de bataille.

« L'expérience a déjà parlé, il est vrai, mais
pas encore assez haut, nous le reconnaissons,
pour entraîner toutes les convictions et le
bouleversement immédiat de notre système
actuel d'approvisionnement des ambulances.
Le temps, des faits nouveaux, des études com-

paratives plus nombreuses, la vulgarisation sur une large échelle de ce mode de pansement, encore peu connu, malgré huit ans d'existence, jugeront tôt ou tard cette question en dernier ressort, et, nous l'espérons, conformément à nos prévisions. Qu'il me soit permis, en attendant, d'émettre quelques données sur les moyens qui me paraissent les plus propres à faciliter de grands approvisionnements de ouate dans de bonnes conditions de conservation.

« La ouate comprimée des voitures d'ambulance, dites techniques, en quantité d'ailleurs insignifiante, est en petites masses cuboïdes de $0^m,22$ de longueur, $0^m,11$ de largeur ; $0^m,11$ d'épaisseur, du poids de 5oo grammes et sans enveloppe protectrice.

« Quelques points piqués, en ficelle, la retiennent sous cette forme.

« Dès que cette ouate est dégagée de ces points de piqûre, elle récupère assez facilement son élasticité par l'étalage et le battage. Mais cette opération prend du temps, ce qui est un inconvénient en campagne. Encore faut-il qu'elle n'ait pas subi l'action de l'eau ou de l'humidité, cas dans lequel elle perd son élas-

ticité, se couvre de moisissures et devient im-
propre à tout usage chirurgical. J'ai eu l'occasion en 1877, pendant les manœuvres du
5e corps, d'observer cette altération de la
ouate. Elle avait pour origine la filtration
de l'eau pluviale entre les planches de la voiture technique. Un pareil résultat se produisant en campagne sur une grande quantité de
ouate, serait un désastre pour les blessés. Il
faut donc aviser aux moyens de conserver à
la ouate la permanence de ses qualités essentielles.

« A cette fin, je recommande de petits
ballots du poids de 5oo grammes, où la ouate
serait, non pas comprimée avec une machine,
mais roulée et tassée à la main, et entourée
d'une enveloppe imperméable.

« Cette enveloppe a pour but de mettre la
ouate à l'abri des impuretés et de l'humidité
de l'air, des manipulations directes, du contact des objets malpropres, des exhalaisons ga-
zeuses malfaisantes et des atteintes de l'eau,
accident possible en campagne.

« Il importerait aussi de désinfecter cette
ouate, au moment de son inclusion dans l'en-

veloppe, en la soumettant à l'action d'une température de 150 à 200° et à l'imprégnation d'un agent antiseptique : acide phénique ou salicylique, par exemple.

« M. le D' Gros-Claude, médecin-major au 74° de ligne, très au courant du bandage ouaté et de ses effets, a bien voulu entreprendre à Elbeuf, ville manufacturière très favorable à cette étude, une série d'expériences pour arriver à réaliser les données précédentes.

« Après maints essais sur des cotons de provenance diverse, il s'est arrêté au type suivant : C'est un ballot cylindrique du poids de 500 grammes, de 0ᵐ,18 de longueur, 0ᵐ,14 de diamètre, entouré d'une première couche de papier gros-bleu destinée à maintenir la ouate tassée, puis d'une enveloppe extérieure de toile souple et vernissée, dont les plis sont collés les uns aux autres par un enduit imperméable. La ouate se trouve, dans cet étui, parfaitement à l'abri de toute cause d'altération venant du dehors, et résiste aux atteintes de l'eau pendant une immersion. Elle y est roulée en bandes de 0ᵐ,21 ou 0ᵐ,42 de largeur, à volonté.

Au moment de son inclusion, elle est chauffée à une température de 160° à 180°, par un générateur de chaleur, mû par une hélice qui fait 1,200 tours à la minute, en entraînant avec l'air chaud des vapeurs d'acide phénique dont les cristaux sont disposés dans la chambre à air. . . . .

En réunissant douze de ces ballots, et les superposant par rangées de quatre, on peut à l'aide d'une presse et sans nuire à l'élasticité de la ouate, obtenir une nouvelle réduction importante : un tiers environ du volume total de la masse. » (Vedrènes.)

J'ai tenu à reproduire ce passage du travail de M. Vedrènes, dont la compétence, en fait de chirurgie d'armée, ne peut être contestée.

Bien que mon confrère attache trop d'importance à la purification de la ouate que le commerce nous livre dans des conditions incontestables de pureté, il pourra être utile, quand il s'agira d'agglomérer de grandes masses de ouate, de les purifier à la vapeur, mode de purification bien préférable à l'imprégnation par les acides phénique ou salicylique.

CHAPITRE VI

THÉORIE DE L'INFECTION PURULENTE
PAR LES MIASMES ET LES FERMENTS

Je n'ai pas voulu insister sur la pathogénie
de l'infection purulente en exposant ma méthode de pansement. Je me suis contenté
d'expliquer l'action de la ouate comme agent
prophylactique contre les accidents qui succèdent aux plaies des os et des parties molles,
craignant de rendre mon travail fastidieux
par l'exposé des doctrines qui m'ont amené
à filtrer l'air pour m'opposer à la production
de l'infection purulente et de l'érysipèle.

Dans un livre où j'ai tâché d'initier mes
confrères à ma méthode de pansement, j'ai
cru qu'il était indispensable d'en élaguer tout
ce qui serait de nature à distraire l'esprit et
peut-être à le fatiguer. J'aurais craint d'ail-

leurs que la théorie coupât mes descriptions et en rendît la compréhension plus difficile.

C'est pour cela que j'ai répété à la fin du livre une partie de ce qui a trait à la pathogénie de la septicémie. J'emprunterai la théorie des miasmes et ferments à l'article que j'ai publié sur l'infection purulente ou pyohémie dans le *Dictionnaire de médecine et de chirurgie pratiques*, en retranchant, toutefois, ce qui n'a pas trait directement à l'explication de l'efficacité de ma méthode de pansement :

I. — THÉORIE DES MIASMES ET FERMENTS

Je crois que les chirurgiens du monde entier s'étaient unanimement ralliés à l'opinion des savants qui avaient attribué l'infection purulente et les abcès métastatiques à l'existence d'une phlébite ou à l'absorption du pus en nature à la surface des plaies, lorsque je soutins, au commencement de l'année 1847, que cette maladie est la conséquence de l'absorption de miasmes infectieux contenus dans l'atmosphère. J'exposai mes idées dans ma thèse inaugurale, que je dus faire en quelques jours, parce que je la subis à la veille d'un concours d'agrégation auquel je tenais à prendre part. Je ne pus consacrer à ce travail, beaucoup trop succinct, qu'une trentaine de pages. Aussi serait-il resté complètement oublié si, trois ans plus tard, nommé chirurgien des hôpitaux de Paris, je n'avais pas été à même d'attirer sans cesse l'attention de mes élèves sur cette intéressante question de pathogénie.

Si quelques-uns de mes élèves adoptèrent ma manière de voir, je dois reconnaître que les maîtres de cette époque parurent se soucier fort peu d'une opinion qui était en complet désaccord avec celle qu'ils avaient adoptée depuis longtemps. Je ne saurais leur en faire un reproche. Ma thèse était mal faite ; trop succincte pour porter la conviction chez des médecins qui admettaient la phlébite ou l'absorption du pus comme cause de l'infection purulente, elle avait besoin d'être appuyée de faits cliniques que le temps ne m'avait pas permis de publier avec l'exposé doctrinal. Voici en peu de mots ce que je disais à cette époque : L'absorption du pus en nature étant contraire à ce que la physiologie nous enseigne; d'un autre côté des faits nombreux d'infection purulente ayant été observés, sans que l'on ait pu découvrir les signes anatomiques d'une phlébite existant présentement, ou simplement les vestiges d'une inflammation des veines, il faut chercher une autre explication de la production de l'infection purulente.

Considérant que c'est dans les salles où des blessés sont rassemblés en grand nombre que l'infection purulente se produit, je ne pus me soustraire à l'évidence d'une corrélation de cause à effet entre la production de cette maladie et l'existence dans l'atmosphère d'une substance qui n'est ni visible, ni tangible, que nous ne connaissons que par ses effets, et analogue à celle que l'on regarde généralement comme donnant naissance aux fièvres graves. Cette substance, alors invisible, devait plus tard être vue au microscope, et son existence devait aussi être démontrée par moi au lit des blessés pour lesquels j'imaginai de filtrer l'air avec du coton, pour le dépouiller des poussières dans lesquelles j'avais soupçonné l'existence des corpuscules qui donnent lieu à l'infection purulente. En 1847, je me contentai de soutenir que les miasmes auxquels j'attribuais la production de l'infection purulente étaient des *émanations des plaies réunies en grand nombre dans un espace relativement restreint*. Aussi étais-je heureux de constater que, même pour les partisans de la théorie de la phlébite, l'encombrement est la condition sous l'influence de laquelle naît l'infection purulente. Mais pour moi ce n'était pas l'encombrement de personnes saines qui avait cette funeste influence : c'était le grand nombre des blessés. Cette opinion aurait pu être exposée d'une manière plus saisissante, car je me contentais de dire : « Si l'encombrement d'une salle de médecine produit les émanations qui engendrent la fièvre typhoïde, l'encombrement d'une salle de chirurgie donne le plus souvent naissance à l'infection purulente. On pourrait dire que l'infection ou fièvre purulente est le *typhus chirurgical;* à ceux qui nieraient que de pareilles émanations sont mortelles, je répondrai que les émanations d'un individu affecté de la morve devenant cause d'une infection morveuse, je ne vois pas pourquoi *il n'en serait pas ainsi des éma-*

*nations d'un grand nombre de plaies en sup-
puration.* » J'admettais donc que les plaies
deviennent malades au contact de l'atmosphère infectée par les émanations provenant
du pus et répandues dans l'air. Je pensais
aussi que le pus se décomposant à la surface
d'une plaie engendrait des miasmes qui pouvaient empoisonner le blessé lui-même, et
avoir la même influence sur les blessés vivant
dans son voisinage. Je ne savais pas encore
ce que pouvaient être les miasmes ou émanations délétères auxquels j'attribuais l'infection
purulente; mais leur existence me paraissait
seule pouvoir donner l'explication des symptômes qui ont été observés dans cette maladie
et que je comparais à ceux des maladies qui
consistent dans une certaine intoxication du
sang par l'atmosphère imprégnée de miasmes.
« Ainsi, disais-je, dans les fièvres éruptives
on a souvent eu l'occasion de constater des
abcès analogues à ceux de l'infection purulente. Kennedy, par exemple, rapporte que,
dans une épidémie scarlatineuse de Dublin,
une des suites les plus redoutables de la maladie fut la suppuration des grandes articula-

tions, et Andral, dans sa *Clinique* (t. I, page 278) donne l'observation d'une variole confluente, terminée par la mort, dans laquelle on trouva, à l'autopsie, de nombreux abcès superficiels du lobe inférieur des poumons.

« Les fièvres éruptives sont précédées par du frisson, du malaise, de la céphalalgie ; on observe également un symptôme que l'on rencontre dans la fièvre purulente : je veux parler des hémorragies...

« Si nous comparons l'infection ou fièvre purulente au typhus, au lieu d'analogies, nous trouverons des ressemblances : ainsi, dans la peste, il y a des parotides, des gangrènes, des pétéchies (hémorragies de la peau) ; dans la fièvre jaune, il y a de l'ictère et des vomissements de matières bilieuses. Il n'est aucun de ces symptômes que l'on ne puisse observer dans l'infection purulente. « Dans toutes ces affections, nous trouvons du délire, une grande prostration de forces, et un sang liquide et diffluent. »

Un peu plus loin, j'ajoutais : « On pourrait encore rapprocher la nature de l'infection purulente de celle de l'érysipèle. Je sais bien que l'on m'objectera que l'érysipèle est pour plusieurs auteurs, pour Blandin, entre autres, une inflammation de vaisseaux lymphatiques. Je ne le nie pas plus que je ne nie la nature inflammatoire de la lésion qui produit le pus dans les veines et dans les viscères. Mais il n'est personne, aujourd'hui, qui ne fasse dépendre l'érysipèle d'un certain état de l'atmosphère, tout en admettant la nature inflammatoire de la maladie. »

Pour moi c'était une inflammation de nature septique. Aussi, j'ajoutais : « Concluons donc que l'infection purulente est une maladie analogue à la peste et aux autres fièvres graves ; que, comme elles, elle a sa cause dans l'absorption des miasmes, et que si, dans la fièvre purulente, on trouve du pus dans les veines et dans les lymphatiques, cela dépend de ce que ces vaisseaux ont absorbé directement les émanations atmosphériques. »

J'aurais dû ajouter, ce qui était dans ma pensée, que la différence entre les typhus et l'infection purulente consiste en ce que dans les typhus l'absorption des miasmes se fait par les voies respiratoires ou digestives, tandis que le poison miasmatique de l'infection purulente est absorbé exclusivement à la surface des plaies. Cette idée est exprimée implicitement quelques lignes plus bas : « Des idées que je viens de soutenir découle un principe de la plus grande importance en thérapeutique chirurgicale : c'est que l'on aura *chance d'échapper à l'infection purulente, toutes les fois qu'on ne laissera pas une plaie au contact de l'air.* »

Je trouvais une confirmation de mon opinion sur la ressemblance de l'infection purulente et des typhus dans le mémoire même de Dance, qui avait été le promoteur de la théorie de la phlébite : après avoir rapporté l'observation d'une *métrite avec prédominance de l'inflammation dans les veines utérines, dégagée de toute complication*, Dance ajoutait : « Les faits nous apprendront que la phlébite utérine, parvenue à un certain degré, donne lieu à des symptômes cérébraux ayant quelque rapport avec ceux qui ont été attribués à la fièvre ataxique. La même remarque a été faite dans certains cas de phlébite atteignant les veines extérieures. Plusieurs médecins ont même observé, dans ces circonstances, *des phénomènes propres au typhus et aux autres fièvres graves.* »

J'ajoutais à cette citation : je voudrais bien qu'aujourd'hui, dans l'état actuel de la science, les partisans des idées de Dance m'expliquassent comment naissent ces symptômes. A l'époque où la fièvre typhoïde n'était qu'une inflammation intestinale, on ne devait pas trouver étonnant qu'une inflammation des veines utérines donnât lieu à des symptômes typhoïdes ; mais aujourd'hui il n'en est plus ainsi. Les travaux de M. Andral, en particulier, ont démontré que dans les pyrexies il y a une véritable intoxication ; si elle est légère, son effet sur le sang, quoique non appréciable, n'en existe pas moins ; mais, si elle est plus forte, son action sur le sang est indiquée par une diminution de la fibrine. Si, dans un cas où l'on a trouvé du pus dans les veines utérines et seulement dans ces veines, on a observé les symptômes des fièvres graves, ne pourrait-on pas déjà conclure qu'il y avait plus qu'une phlébite locale, mais une intoxication semblable à celle de la fièvre typhoïde ? Et si ces symptômes sont aussi ceux qui précèdent la formation des abcès métastiques, n'est-il pas permis d'admettre que ces abcès sont le résultat d'une intoxication qui ne diffère de celle des fièvres graves que par l'intensité ? (Pages 7 et 8.)

Les miasmes auxquels j'attribuais la production de l'infection purulente avaient déjà été invoqués par Paul Dubois (1) : « La putréfaction de quelque caillot retenu dans la cavité utérine, disait-il, et mieux encore des petits bouchons de sang coagulé, qui ferment les orifices béants à l'intérieur de l'utérus, donnent lieu à la formation de quelque produit toxique dont une seule molécule, une fois en contact avec le sang, joue le rôle d'excitateur dans le liquide si disposé à se prêter à toutes les transformations. Il est d'ailleurs, ajoute-t-il, des cas trop rapidement mortels pour que la viciation du sang ait pu avoir lieu de cette manière. Les miasmes, poison subtils, doivent alors être invoqués. »

(1) Paul Dubois, Article Fièvre puerpérale, du *Dictionnaire* en 30 volumes.

Dubois ajoute encore que ces miasmes émanent tantôt des sécrétions du corps des nouvelles accouchées, tantôt de quelque établissement voisin où séjournent des matières animales ou végétales en putréfaction, et il pense que, dans certaines circonstances, elles dépendent d'un principe épidémique, aussi inconnu dans son essence et dans sa source que celui du choléra, de la grippe et de quelques autres maladies.

Paul Dubois professait donc pour la fièvre puerpérale une opinion peu différente de celle que je soutenais pour l'infection purulente. Or, suivant moi, la fièvre puerpérale vraie, c'est-à-dire celle qui n'est ni une métrite simple, ni une lymphangite, ni une inflammation simple du péritoine, n'est autre chose qu'une infection purulente qui trouve sa raison d'être dans la plaie véritable qui succède à l'expulsion et surtout à l'arrachement du placenta, ou qui provient d'une déchirure du col de la matrice.

Je ne veux pas dire que cette cause de la fièvre puerpérale (forme typhoïde) fût bien évidente pour le savant professeur d'accou-

chement, car, avant les lignes que j'ai repro-
duites pour prouver que déjà avant moi on
avait soupçonné l'influence des miasmes sur la
production de l'infection purulente, l'auteur
de l'article du Dictionnaire exprime un doute
sur la nature de l'affection : « Sa nature, disait-il, nous devons en convenir, nous est absolument inconnue. Mais savons-nous mieux
quelle est la nature de celle qui donne lieu
aux autres fièvres, à la fièvre typhoïde, aux
fièvres éruptives, au typhus, à la peste, à la
fièvre jaune et à quelques autres maladies, le
choléra, par exemple? Aurait-elle pour caractère principal, au moins pour caractère appréciable et commun avec d'autres fièvres,
une diminution plus ou moins considérable
de la fibrine? Nulle recherche n'est encore
venue nous éclairer à ce sujet. C'est une voie
nouvelle à parcourir, et dans laquelle le chi-
misme moderne fournira peut-être quelque
explication satisfaisante.

Quant à l'origine de cette variation, elle
n'est pas plus facile à préciser, et il est, en tous
cas, douteux qu'elle soit toujours la même. »

Si P. Dubois avait été convaincu de l'influence des miasmes délétères, il se fût bien gardé de conseiller les émissions sanguines pour combattre l'infection purulente.

En Allemagne, un chirurgien déjà connu par des travaux importants, Roser, adopta en partie l'opinion que j'avais continué à soutenir depuis 1847 ; son premier travail parut, je crois, en 1860 (1). Mais il admettait que la pyohémie produite par les miasmes pouvait être, ou spontanée, ou le résultat d'une suppuration de mauvais caractère. J'emprunte au livre de M. Jeannel (2) le résumé de l'opinion de Roser, pour montrer combien le chirurgien allemand avait eu peu d'efforts d'imagination à faire pour reproduire la théorie de l'infection purulente, consignée dans ma thèse, et professée par moi devant tous les médecins étrangers que j'avais eu l'honneur de voir dans les hôpitaux de Paris :

« Roser, dit M. Jeannel, se fit en Allemagne l'éditeur de la doctrine miasmatique ou zymotique. Il s'attacha par de nombreux

(1) *Archiv der Heilkunde.*
(2) Jeannel, l'*Infection purulente ou pyohémie*. Paris, 1880.

exemples et d'amples dissertations à montrer les rapports existant entre la pyohémie et le typhus, et les maladies zymotiques en général. Il imagina même qu'il devait exister un poison pyohémique (*pyæmisches Gift*) ou agent zymotique qui engendrait la pyohémie en infectant le pus des plaies. Il pensa que tous les pus n'étaient pas capables de produire la pyohémie, que le pus contaminé par le poison pyohémique possédait seul cette propriété : d'ailleurs, Roser ne rechercha pas la nature de ce poison, et n'essaya même pas d'en démontrer expérimentalement l'existence. »

Mes leçons sur l'infection purulente décidèrent M. Dibos, un de mes élèves les plus intelligents, à reproduire et à défendre mes idées dans sa thèse inaugurale (1868). Déjà, à cette époque, je commençais à trouver insuffisante l'expression de *miasme* qui m'avait servi à exprimer une opinion en opposition formelle avec les théories de la phlébite et de la résorption purulente, mais je ne devais formuler mon opinion sur les *ferments* de l'air que quelques années plus tard; et pourtant M. Dibos, dans la thèse qu'il fit sous mon inspiration, agitait déjà cette question. Quand on veut étudier les miasmes, dit-il, on se trouve en face des plus grandes difficultés ; on ne sait même pas s'ils sont de nature pulvérulente ou gazeuse. Aujourd'hui on a abandonné cette dernière supposition que rien ne pouvait étayer, et on s'est rattaché à la *Théorie des miasmes vivants et pulvérulents qui ont trouvé un appoint si considérable dans les travaux de M. Pasteur sur les ferments.*

Déjà en 1862, Trousseau, dans une leçon sur l'infection purulente, avait attribué une certaine importance aux poussières de l'atmosphère. « Bien que l'infection purulente, disait-il, soit le plus fréquemment la conséquence de la phlébite suppurative dans certaines épidémies, il faut peut-être rechercher la cause de l'épidémicité, non dans l'encombrement, mais dans un état spécial de l'atmosphère renfermant, à un moment donné, des germes purulents, des globules purulents altérés qui, en se déposant sur la plaie, agiraient de telle sorte que la sérosité du pus de la plaie serait modifiée d'une façon spécifique génératrice de l'infection générale. La sérosité de la plaie, ainsi modifiée, pourrait être comparée, dans son action prochaine ou éloignée, à une matière virulente » (1). Cette opinion de Trousseau était encore bien loin de la vérité, mais elle pourrait être considérée comme un pas de plus fait vers la théorie des ferments. Il est vrai qu'il admettait encore que l'infection purulente est le plus fréquemment la conséquence de la phlébite suppurative.

Mes élèves et moi nous formulions déjà les conditions de la production de l'infection purulente : nous professions qu'une plaie est nécessaire pour que les miasmes exercent leur action septique. Nous voyions dans l'encombrement des blessés la multiplication de ces miasmes et l'influence pernicieuse des blessés les uns sur les autres.

Pour nous, les miasmes produisaient une décomposition du pus, et du pus décomposé naissaient des substances miasmatiques qui, répandues dans l'air, allaient empoisonner les plaies des blessés nouveaux venus.

Ces miasmes, émanations de la plaie d'un

____

(1) Trousseau, *Clinique médicale de l'Hôtel-Dieu*, 6ᵉ édition, 1882, t. III, p. 692.

blessé, agissaient d'abord sur le sang du malade lui-même, et, absorbés par les veines, produisaient les altérations multiples de l'infection purulente. C'est par la plaie, répétait Dibos, que l'absorption se fait, et les traumatismes intéressant les surfaces osseuses, en même temps que les parties molles, créent une réceptivité plus grande pour les plaies. Dès 1847, je soutenais que l'agent septique de l'infection purulente n'est absorbé ni par le poumon, ni par les voies alimentaires.

Le 8 juin 1869, je portai cette question à la tribune de l'Académie, et je provoquai une discussion sur la nature de l'infection purulente. Je tenais à appeler l'attention de mes collègues sur une opinion que je n'avais pas encore eu l'occasion de défendre, parce que personne ne l'avait attaquée. On savait que je repoussais la doctrine de la phlébite et celle de la résorption du pus, mais le silence se faisait autour moi, et quelques élèves seuls osaient être de mon avis. A l'Académie, je pouvais enfin trouver des contradicteurs.

Je ne me contentais plus de comparer l'infection purulente aux typhus, j'appelais l'attention de mes collègues sur l'analogie qui existe entre la fièvre paludéenne et l'infection purulente ; je professe, disais-je, que la seule différence qui existe entre elles, c'est la nature de l'agent miasmatique : dans l'infection purulente, ce sont des émanations animales qui engendrent la maladie ; dans la fièvre paludéenne, ce sont des émanations de substances végétales putréfiées. Le frisson qui dénote l'empoisonnement est tellement identique dans l'une et l'autre maladie, qu'il est impossible d'y trouver une différence appréciable. Dans l'une et dans l'autre il indique la pénétration de l'économie tout entière par le poison. Dans l'infection purulente les miasmes sont produits dans la plaie du malade, ou bien ils émanent d'un blessé voisin.

Personne ne fait de difficultés pour admettre l'action des miasmes paludéens ; on comprend sans peine l'altération du sang et de la rate qui en résulte, et personne ne pense que, si au lieu de miasmes végétaux l'économie absorbait des émanations animales putrides, on aurait quelque chose d'analogue, mais beaucoup plus grave ! C'est cette analogie et

l'impossibilité d'expliquer l'infection purulente par les causes invoquées jusque-là qui
me portèrent à soutenir l'opinion que je dé-
fends encore.

Revenant sur la comparaison de la fièvre
purulente avec le typhus, je disais : Si nous
recherchons des ressemblances entre l'infection purulente et les maladies dans lesquelles
le sang est altéré, nous serons obligés de reconnaître que fièvre typhoïde, fièvre jaune,
typhus d'Orient, présentent plus d'un trait de
ressemblance avec la maladie que j'ai cru
pouvoir appeler *typhus chirurgical.*

Pendant longtemps, on s'est efforcé de prouver que le choléra et la fièvre jaune sont indé-
pendants des émanations humaines ; on voulait que ces maladies dépendissent exclusivement des climats où elles règnent endémique-
ment ; mais bientôt il a fallu ouvrir les yeux
et reconnaître qu'un pestiféré et un cholérique
empoisonnent le milieu dans lequel ils vivent.
Personne ne doute plus de l'absorption des
miasmes cholériques et pestilentiels ; on admet la nature infectieuse de la fièvre typhoïde aussi bien que de la rougeole et de la

scarlatine. Pourquoi se refuser à admettre la même influence de la part de l'infection purulente? pourquoi attribuer cette maladie à l'absorption impossible du pus et non à celle de miasmes analogues qui engendrent des maladies analogues?

La résorption du pus, qui trouva, en 1823 et quelques années plus tard, des défenseurs ardents et habiles, est aujourd'hui à peu près abandonnée. Il est difficile, en effet, d'admettre qu'il y a dans une plaie, déjà vieille (car ce n'est pas dans les premiers jours que l'infection se produit), des veines béantes propres à aspirer le pus et à le porter dans nos viscères. Si cette aspiration se faisait, il n'y aurait point de raison pour qu'elle ne portât pas dans le sang une masse considérable de pus. Quelques partisans de la résorption purulente le comprirent ainsi, et ils soutinrent que les abcès métastatiques provenaient uniquement du pus absorbé. D'autres mirent des bornes à l'absorption et, quand ils eurent admis le passage d'une goutte de pus, ils en trouvèrent assez pour expliquer la formation des abcès; pour eux cette goutte de pus agissait en provoquant la suppuration des organes parenchymateux ; la possibilité de cette absorption étant niée par les physiologistes les plus compétents, il n'y a pas lieu de discuter plus longuement cette théorie.

Peut-on, avec plus de vraisemblance, rapporter à la phlébite la cause des divers accidents qui constituent l'infection purulente ? Nous avons tous été à même d'observer des veines enflammées, particulièrement chez les individus affectés de varices. Si la phlébite peut causer l'empoisonnement du sang par le pus, c'est assurément dans les cas où des veines, immensément dilatées, sont le siège d'une inflammation dont on constate les signes les plus manifestes depuis le mollet jusqu'au ligament de Fallope, et pourtant on pourrait compter à Paris des centaines de malheureux qui sont dans ce cas et qui prennent à peine un repos de quelques jours pour tout traitement. Pour ma part, je n'ai pas encore vu un seul de ces malades succomber avec les signes de l'infection purulente, et j'en ai vu qui avaient des cordons veineux plus gros que le pouce ; mais quand on incise les tissus qui les recouvrent, quand surtout on pratique une opération sur les veines, le danger apparaît et la mort peut en être la conséquence. Tessier disait que dans la phlébite le pus qui se forme dans une veine est toujours séparé du sang par un caillot; il se trompait, son erreur a été constatée mainte et mainte fois. Mais qui peut dire aujourd'hui que le moignon d'un amputé est le siège d'une phlébite, quand le frisson de l'infection purulente se produit?

La plaie, au lieu d'être rouge, tuméfiée et en pleine suppuration, comme elle devrait être, si elle était le siège d'une phlébite franche, se *flétrit* et se *sèche*. J'en appelle aux praticiens, il n'en est pas un qui puisse reconnaître dans cet aspect de la plaie les signes de l'inflammation à laquelle on a attribué la pénétration du pus dans le système veineux.

Tant que les chairs sont rosées et fermes, tant qu'elles sont tuméfiées, on pourrait admettre que les veines participent au travail inflammatoire qui préside à la cicatrisation; ce n'est plus possible quand la peau devient flasque et ridée, quand la plaie se sèche et devient blafarde.

La clinique s'oppose à ce que l'on admette la théorie de la phlébite.

Je ne peux pas non plus être de l'opinion de Tessier, pour qui la *diathèse purulente* était un état dépendant bien plus de l'individu et de sa prédisposition que de l'absorption d'un agent délétère. Il avait reconnu le rôle que joue le milieu dans lequel les malades se trouvent, et il considérait avec raison l'encombrement comme une des conditions les plus favorables au développement du pus dans le sang ; mais le milieu n'était qu'une condition favorable, et l'absorption des miasmes par la plaie n'était rien pour lui. Il n'avait pas même besoin d'une plaie pour que le pus se développât dans le système veineux. Dance, à la vérité, avait lui-même admis la possibilité d'une pareille genèse, et je ne la repoussais pas avant d'avoir étudié la morve.

En soutenant que la théorie de la phlébite est insuffisante pour expliquer l'infection purulente, je n'ai pas voulu refuser à l'inflammation des veines la possibilité de porter du pus dans le sang et de produire ainsi des abcès métastatiques. Mais il m'est impossible d'admettre que ce soit la cause ordinaire de l'infection. Si je me trompais, pourquoi suffirait-il d'isoler les malades, pour les soustraire à ce terrible accident ?

Si l'altération du sang était la conséquence d'une inflammation franche, les malades vigoureux et bien nourris, les riches, y seraient plus exposés que les pauvres, et la maladie se développerait tout aussi bien à la campagne que dans un hôpital d'une grande ville.

Les partisans les plus fervents de la théorie de la phlébite ont eux-mêmes compris que le milieu dans lequel sont les malades joue un rôle important. Ainsi, Bérard aîné, après avoir soutenu avec talent que la phlébite est la cause de l'infection purulente, reconnaît que l'encombrement est une des circonstances qui mettent les malades dans les conditions les plus défavorables ; il va même plus loin, il admet implicitement la nature infectieuse de la maladie : « L'encombrement, dit-il, est une des circonstances qui donnent à l'air ces qualités malfaisantes ; mais il ne semble pas que ce soit la seule cause de la viciation de l'air ; ou bien, l'effet de cette cause se manifeste encore après qu'elle a cessé d'agir. Ainsi l'on voit fréquemment l'infection purulente sévir dans des salles où le nombre des malades n'est pas très considérable, comme si le *principe morbifique était demeuré attaché aux parois de la salle, aux lits et aux différents objets d'ameublement* » (1).

Si l'on reconnaît, avec Bérard, l'influence de l'air vicié sur la production de l'infection purulente, il est, ce me semble, bien difficile de faire jouer à la phlébite un rôle important dans l'étiologie de cette affection.

Les principes délétères, contenus dans l'atmosphère et provenant de chairs en suppuration, ne se bornent pas, en effet, à agir à la surface d'une plaie, ils seront absorbés instantanément et leur action s'exercera aussi bien sur les vaisseaux les plus éloignés du lieu d'absorption que sur ceux de la solution de continuité qui aura été la porte d'entrée, puisque les partisans de la phlébite admettent eux-mêmes que le développement dépend d'un *principe morbifique* tellement subtil qu'il s'attache aux parois de la salle, aux lits, etc.

(1) Bérard, *Dict.* en 30 volumes.

On sait, en effet, que les odeurs et autres principes subtils sont absorbés instantanément, les expériences de Bichat l'ont suffisamment démontré.

Si, quand ce principe morbifique exerce son action malfaisante, on trouve de la phlébite, la phlébite est l'effet et non la cause. Cela est si vrai qu'il arrive souvent que l'on constate à l'autopsie des lésions plus évidentes sur les organes parenchymateux, qui reçoivent beaucoup de sang, que sur le moignon, par lequel le poison est pourtant entré.

Si l'on persistait à ne voir dans l'infection purulente qu'une phlébite, pourquoi verrait-on dans le choléra et dans la fièvre typhoïde autre chose qu'une inflammation du tube digestif?

Ce que les médecins ont fait pour les maladies générales, il est temps que nous l'admettions pour cette maladie, qui est le typhus de la chirurgie et qui, à elle seule, a fait et fera plus de victimes que la peste, tant que les blessés seront soumis à l'infection par l'air vicié des salles des hôpitaux.

Pour moi, l'infection purulente est essentiellement infectieuse ; elle l'est autant que les maladies qui ont ce caractère au plus haut degré, et pourtant on a jusqu'ici mis pêle-mêle les malades qui en sont atteints et ceux qui sont dans les conditions les plus favorables à cette espèce de contagion.

On a cru trouver dans les expériences de Castelnau et Sédillot (1) la preuve que le pus circule avec le sang et donne ainsi naissance aux abcès métastatiques. Eh bien, quand on analyse ces expériences, il est impossible de méconnaître l'impuissance du pus à donner naissance aux accidents de l'infection purulente. Pour qu'ils se produisent, il faut que la matière injectée contienne du pus altéré, du pus putride, ou que le pus ait été injecté en quantité considérable.

Qui osera dire, après des expériences dans lesquelles 15 grammes de pus ont été injectés dans les veines, sans engendrer la pyohémie, que c'est le pus dans le sang qui produit l'infection purulente ?

L'opinion que je soutiens, et qui veut que

(1) Sédillot, *De l'Infection purulente ou pyohémie.* Paris, 1849.

cette maladie ne soit autre chose qu'un empoisonnement miasmatique, est confirmée par des expériences de chaque jour. Dès qu'un malade a eu le frisson qui indique l'invasion de l'infection, on peut s'attendre à voir l'accident se produire chez tous les malades qui sont dans des conditions de contagion. C'est à cette contagion que sont dus les insuccès de la pratique chirurgicale des grands hôpitaux. Pourquoi les opérés guériraient-ils presque tous à la campagne, où ils sont traités par des médecins moins expérimentés que les chirurgiens de Paris, si ce n'est à cause du milieu dans lequel ils se trouvent? L'immunité n'est pas seulement pour les habitants de la campagne, elle existe dans les petites villes et partout où les blessés sont isolés ou en petit nombre.

Il y a quelques années (1869), faisant des expériences sur des lapins avec Tillaux, chef des travaux anatomiques de l'amphithéâtre de Clamart, j'ai été frappé d'un singulier résultat : un petit morceau de cadavre ayant été placé dans le tissu cellulaire d'un lapin, l'animal a été empoisonné sans que l'on ait trouvé aucune lésion à l'autopsie. La même expérience ayant été répétée, nous avons eu le même résultat. N'est-il pas évident que dans ces cas il y a eu empoisonnement, et un empoisonnement tellement violent qu'il ne laisse pas aux lésions ordinaires de l'infection purulente le temps de se former. Ces expériences m'ont vivement frappé, et j'ai compris ce qu'il y a de juste dans la critique que Simpson (d'Édimbourg) fait de la manière dont on lie habituellement les vaisseaux coupés. Je n'hésiterais pas à abandonner ce mode de ligature, si j'étais convaincu que l'acupressure peut y suppléer.

On ne dira pas que dans les expériences que je viens de rapporter le pus ait joué un rôle quelconque, il n'a pas eu le temps de se former. Il faut donc avouer que les substances animales putréfiées donnent lieu à des émanations septiques qui causent la mort (1).

II. — THÉORIE DES GERMES

Dès la fin de 1870, j'eus l'idée que la cause de l'infection purulente pourrait bien être due

(1) *Bull. de l'Acad. de méd.*, 1869.

aux germes ou ferments que Pasteur avait découverts dans l'air. C'était à la fin de la guerre ; tous les amputés succombaient à l'infection purulente ; pas une grande plaie ne trouvait grâce devant le fléau. Les études que j'avais faites du mois de septembre jusqu'à la fin de décembre 1870 m'avaient confirmé dans la croyance que l'infection purulente n'est due, ni à la phlébite ni à la résorption du pus. Plus fermement que jamais, je croyais que des miasmes émanant du pus des blessés étaient la cause réelle de cette affreuse maladie à laquelle j'avais eu la douleur de voir succomber les blessés, soit qu'ils fussent pansés avec de la charpie ou du cérat, soit que des lotions alcoolisées ou phéniquées fussent faites plusieurs fois par jour, et que des linges imbibés de ces substances restassent appliqués sur les plaies. Mais cette théorie des miasmes restait toujours vaine, puisque, depuis 1847 que je la professais, les amputés succombaient dans mon service à l'infection purulente, à peu près dans la même proportion que ceux qui étaient soignés par mes collègues partisans de la résorption du pus ou de l'inflammation des veines.

Dans mon désespoir, cherchant toujours un moyen de prévenir cette terrible complication des plaies, j'eus la pensée que les miasmes dont j'avais admis l'existence, parce que je ne pouvais pas expliquer autrement la production de l'infection purulente, et qui ne m'étaient connus que par leur influence délétère, pourraient bien être des corpuscules animés de la nature de ceux que Pasteur avait vus dans l'air, et dès lors l'histoire des empoisonnements miasmatiques s'éclaira pour moi d'une clarté nouvelle. Si, dis-je alors, les miasmes sont des ferments, je pourrais prémunir les blessés contre leur funeste influence, en filtrant l'air, comme Pasteur l'avait fait, en soutenant contre Pouchet (de Rouen) qu'il n'y a pas de génération spontanée. J'imaginai alors le pansement ouaté et j'eus la satisfaction de voir mes prévisions se réaliser.

C'est de cette époque que date en réalité la théorie des germes ou ferments comme cause de l'infection purulente. On apprit plus tard en France que Lister avait été conduit à imaginer son pansement à l'acide phénique en s'appuyant sur la notion de l'existence des ferments auxquels Pasteur attribuait depuis 1863 la fermentation. Mais jamais Lister, dont j'ignorais en 1871 les travaux importants, n'a formulé une théorie de la production de l'infection purulente par les ferments; il ne visa qu'une chose : *la putréfaction*, Cela résulte très nettement des articles qu'il publia dans la *Lancette* anglaise en 1867, et l'on ne trouve pas autre chose dans son article de 1871 (1). Pour ne pas m'exposer à méconnaître le sens des mots et la valeur de la théorie de Lister, j'emprunte à la traduction de cet article qui a paru dans les *Arch. générales de médecine*, nov. 1871, les passages relatifs au mode d'action de l'acide phénique; le caractère de Terrier, auteur de cette traduction, est la meilleure garantie de l'exactitude du texte. Or il est impossible de trouver un passage dans lequel l'auteur vise autre chose que la putréfaction. Je tiens à ce que cela soit bien constaté, car je sais que quelques personnes qui seraient plus dispo-

(1) Lister in Holmes, *A System of Surgery*, London, 1871, vol. V, p. 617.

sées à reporter sur un étranger l'honneur
d'une découverte qu'à en attribuer le mérite
à celui qui, près d'eux, en a eu le premier la
pensée, ont paru croire que Lister a émis
avant moi l'explication de la production de
l'infection purulente ou pyohémie par l'action
septique des ferments. Il suffit de lire attentivement ce que le chirurgien anglais a écrit
sur le pansement phéniqué pour savoir qu'il
n'a jamais visé particulièrement cette complication des plaies ; pour lui, l'acide phénique
détruit les ferments qui produisent la putréfaction. C'est toujours la même pensée, et
rien de plus. Dans un premier paragraphe,
on lit : « Les produits de la putréfaction sont
irritants et constituent des substances toxiques : or, bien que ces produits soient parfaitement innocents lorsqu'ils sont en contact avec une surface ulcérée recouverte de
bourgeons charnus, ce qui lui constitue une
couche protectrice dénuée de sensibilité et
plutôt disposée à suppurer qu'à absorber,
les choses se passent tout différemment pour
une blessure récente, qui ressent très vivement l'action du poison et l'introduit en pe-

tite quantité dans le torrent circulatoire :
d'où ce résultat inévitable, *l'inflammation locale de la fièvre;* de plus, les tissus interessés
par la violence du traumatisme, loin de conserver leurs caractères chimiques normaux,
et de servir de *pabulum* pour les parties voisines vivantes, deviennent de plus en plus
âcres, par suite de la putréfaction qui se développe en eux. Non seulement ils irritent
les parties qui se trouvent à leur contact et
retardent leur réparation, mais encore ils
agissent à leur égard comme des caustiques,
et augmentent ainsi l'étendue des parties
mortifiées, qui dépasse alors les limites pri-
mitives. Cette stimulation persistante et anormale finit enfin par donner naissance à la
suppuration, qui affaiblit d'autant plus le
malade, qu'elle est plus abondante, et elle
peut dans les cas graves entraîner la mort
par hecticité, et parfois par pyhémie » (1).

Est-ce là une théorie de l'infection purulente? Non évidemment. On trouve bien
dans le passage que je viens de citer le mot
de pyhémie, mais comment la pyhémie est-

(1) Lister, *Arch. de Méd.*, 6ᵉ série, 1871, p. 604.

elle produite ? *une stimulation persistante et anormale* (provenant de la putréfaction) donne naissance à la suppuration qui affaiblit les malades et peut, dans les cas graves, entraîner l'hecticité et la pyhémie! mais ce n'est pas la putréfaction qui produit directement la pyhémie et l'hecticité, c'est la stimulation persistante et anormale exercée par la putréfaction.

Dans une phrase il est dit pourtant qu'une blessure récente subit très vivement l'action des substances toxiques provenant de la putréfaction et l'introduit en petite quantité dans le torrent circulatoire. Mais quelle en est la conséquence? *l'inflammation locale et la fièvre!* Si Lister pensait que ce poison venant à être absorbé donne lieu à l'infection purulente, pyohémie ou fièvre purulente, il le dirait. On pourrait tout au plus prétendre qu'il a visé la fièvre traumatique. J'ai cherché avec le plus grand soin les plus faibles indices d'une idée théorique ayant trait à la production de l'infection purulente, mais vainement. Voici pourtant encore un passage dans lequel Lister avait une belle occasion de s'expliquer catégoriquement : « Lorsque quelques jours se sont écoulés sans traces de putréfaction, le pansement peut rester en place pendant plusieurs jours, et pendant ce temps le malade est absolument préservé des risques de la pyhémie, de l'érysipèle, de la gangrène d'hôpital, de la nécrose, de l'ostéomyélite et enfin de l'épuisement résultant d'une suppuration profuse. » Ainsi pour Lister les ferments produisent la putréfaction qui donne lieu indifféremment à tous les accidents des grands traumatismes.

Dès 1871, j'avais formulé une opinion à laquelle on accordera, au moins, le mérite d'être nette et catégorique. Je tiens à rétablir cette date, car Jeannel, dans son livre remarquable sur l'infection purulente, ne fait pas mention des publications faites par mes élèves devant qui, chaque jour, je professais que l'infection purulente est produite par les corpuscules animés qui entrent par la plaie dans la circulation générale.

Mes élèves ne visaient que la pratique de ma méthode de pansement, et, comme ils savaient que j'avais l'intention d'exposer la théorie de cette méthode, ils insistaient surtout, dans leurs publications, sur les résultats obtenus.

R. Hervey, expliquant comment j'ai imaginé cette méthode, dit : « S'inspirant des admirables travaux de Pasteur (sur les ferments), Alphonse Guérin a pensé à préserver la plaie de ses opérés de l'influence délétère du milieu dans lequel ils se trouvent, et pour cela, contre ce *nescio quid* (miasmes, germes ou ferments) que renferme l'air et qui est une cause de l'infection purulente, il emploie, etc. (1) »

Si je m'inspirais des travaux de Pasteur sur les ferments, il est évident que, dès cette époque, j'attribuais l'infection purulente à l'action des germes ou ferments contenus dans l'air. C'était si connu de tous ceux qui avaient vu mes malades, que Hervey ne croit pas devoir insister sur ce point : que ce soient des miasmes, des ferments ou germes que j'empêche de passer en filtrant l'air avec de l'ouate, il pense que je dirai cela plus tard.

(1) R. Hervey, *Archives générales de médecine* (déc. 1871).

Hervey explique pourquoi il a publié son travail : « Il fallait, sans plus de retard, dit-il, faire connaître le mode de pansement imaginé par Alphonse Guérin, ainsi que les idées doctrinales qui l'ont amené rapidement à un degré voisin de la perfection. Cette tâche appartenait de droit à son heureux inventeur, mais il a voulu laisser à son interne la primeur de cette publication. » Il avoue qu'il a peu de penchant pour les théories : Nous aurions terminé notre tâche, dit-il, si nous n'avions craint de paraître incomplet : aussi, sacrifiant à l'usage malgré notre peu de penchant pour les théories, nous voilà sur le point de leur consacrer un chapitre.

Le pansement à l'ouate, dit-il dans ce chapitre, utilise en les combinant plusieurs méthodes du traitement des plaies, rareté du pansement, maintien de la plaie à une température constante (incubation), auxquels la compression élastique (Burggraeve, Nélaton) vient prêter l'efficacité de son précieux concours, il apporte un élément nouveau, *la filtration de l'air*, qui en est la base, à laquelle le premier rôle appartient.

Un peu plus loin, Hervey écrit : « Un miasme répandu dans l'air mis en contact avec les plaies et absorbé à leur surface est la cause productrice de l'infection purulente, — il existe un moyen de *filtrer l'air*, de le dépouiller de *germes*, de le rendre visiblement pur. Tels sont les deux termes donnés, connus, du problème à la solution duquel s'est appliqué Alphonse Guérin. »

En voilà assez pour démontrer que, dès 1871, j'attribuais l'infection purulente aux germes miasmatiques des salles d'hôpital.

J'ai toujours eu l'habitude de ne publier mes idées qu'après les avoir soumises à une scrupuleuse expérience. Voilà pourquoi je ne publiai moi-même la théorie de mon pansement et celle de l'influence des germes qu'en 1874. Mais il ne serait pas juste de reporter à cette époque les idées que je professais dès le mois de mars 1871, devant mes élèves et devant les nombreux chirurgiens qui venaient constater à l'hôpital Saint-Louis les résultats de la nouvelle méthode. Avant le travail de Jeannel, je n'avais même pas eu la pensée que quelqu'un pourrait donner la priorité à des travaux que les miens avaient évidemment inspirés. Je n'en fais point un crime à mon jeune confrère qui, n'ayant fait ses études que postérieurement à l'époque où j'imaginai mon pansement, a ignoré les travaux auxquels mes élèves n'ont donné qu'une honnête et restreinte publicité.

Le rôle que je faisais jouer aux ferments sur la production de l'infection purulente était si connu, que mes élèves n'y insistaient pas. Il est pourtant facile de trouver l'expression très nette de cette opinion dans la thèse que A. Blanchard subit le 15 mai 1872.

« L'infection purulente, dit-il, régnait dans les salles des hôpitaux alors encombrés de blessés ; presque tous les opérés succombaient à la terrible affection. A. Guérin résolut de la combattre en se guidant entièrement sur ses théories. Pour ce chirurgien l'infection purulente est un empoisonnement qui se produit par l'absorption de miasmes délétères à la surface des plaies, et dont le dernier terme est la formation d'abcès et de lésions décrites sous le nom d'infarctus : c'est un typhus chirurgical, maladie infectieuse et contagieuse par l'air. Mais l'air n'est nuisible aux plaies qu'autant qu'il arrive jusqu'à elles, chargé de principes étrangers, *miasmes, ferments*, etc.; s'il est pur, au contraire, il favorise leur cicatrisation.

« Les expériences de Pasteur et de Tyndall avaient démontré, d'une manière incontestable, que l'air en traversant une couche d'ouate, même d'une légère épaisseur, se débarrasse de tous les corpuscules organiques et inorganiques qu'il peut contenir, et qu'ainsi purifié il ne permet pas à la fermentation de se produire. C'était donc à l'ouate que A. Guérin allait avoir recours. »

J'ai tenu à faire ces citations, pour qu'il n'y ait plus de méprises sur l'époque où je fis intervenir les germes pour expliquer la production de l'infection purulente. Je n'aurais pas tant insisté sur ce point, si Jeannel, qui a omis de citer les travaux de mes élèves, n'avait pas dans son travail (1) donné cent fois la preuve de son impartialité, et s'il n'avait pas

____

(1) Maurice Jeannel, l'*Infection purulente ou pyohémie*, 1880.

parlé de moi avec une bienveillance à laquelle les novateurs ne sont pas habitués.

En 1874, je fus, à la vérité, plus explicite dans deux notes que je lus à l'Académie des sciences ; je tenais à faire connaître les idées qui m'avaient amené à imaginer le traitement des plaies par le pansement ouaté.

« Les travaux de Pasteur sur les ferments, disais-je, se présentèrent à mon esprit, et il devint alors évident pour moi que les miasmes qui produisent et communiquent l'infection purulente ne sont que des *ferments*.

« Pasteur ayant découvert que l'air est filtré par l'ouate dont les fibrilles retiennent les ferments, je résolus de faire en sorte que l'air n'arrivât plus sur les plaies des blessés qu'après avoir été purifié de tous les corpuscules microscopiques auxquels j'attribuais la mort de nos malades. A dater du jour où, par un pansement ouaté, j'empêchai les ferments contenus dans l'air empesté des hôpitaux d'arriver sur les plaies, je vis presque tous mes amputés guérir. »

Je comparai mon pansement à une expérience de physique, ayant toute la valeur d'une expérience de laboratoire. Si en filtrant l'air chargé de principes septiques je parvenais à prévenir le développement de l'infection purulente, n'était-il pas démontré qu'il existe entre l'infection purulente et les poussières de l'atmosphère une corrélation de cause à effet? Que pouvait produire mon pansement, si ce n'est empêcher les poussières d'arriver sur la plaie? Je sais que l'on eût pu dire que la compression élastique, que la température constante, que la rareté des pansements, n'étaient pas sans influence sur la guérison. Je le reconnus moi-même, et je m'attachai à démontrer l'importance de ces conditions favorables aux blessés; mais ni la compression élastique, ni une température constante, pas plus que la rareté des pansements, ne pouvaient s'opposer à la fermentation putride du pus : or, le pus restait inodore et sans le moindre indice de putréfaction dans les plaies soustraites aux ferments ou corpuscules animés de l'air, par le pansement que j'avais imaginé. Il y avait pourtant une autre objection que l'on pouvait me faire, et on me la fit : on dit que non seulement je

m'opposais au passage des poussières atmosphériques, mais que les plaies étaient ainsi
soustraites à l'action de l'air lui-même. Je n'a-
vais pas besoin de répondre à cette objection.
Pasteur avait déjà démontré que l'ouate est
un filtre qui laisse passer l'air pur et ne retient
dans ses fibrilles que les ferments. Un de mes
anciens aides pendant la guerre, le Dr Riban,
aujourd'hui chef du laboratoire des travaux
chimiques à la Sorbonne, voulut bien faire,
à ma demande, une expérience à laquelle il
serait difficile de faire une objection : ayant
réuni deux flacons par un tube bourré d'ouate
dans une étendue de 20 centimètres, et ayant
mis dans l'un un sel de plomb et dans l'autre
de l'hydrogène sulfuré, sans exercer aucune
pression sur le gaz, il vit la préparation de
plomb devenir instantanément noire. De mon
côté, j'avais renfermé des morceaux de linge,
imbibés d'une solution d'un sel de plomb, à
des profondeurs variables de mon pansement,
et ayant dégagé de l'acide sulfhydrique au-
dessous, les linges ne tardèrent pas à devenir
noirs.

Ce n'était donc plus de l'*occlusion* que je

faisais : je filtrais l'air ; je le débarrassais de ses poussières, et je démontrais expérimentalement au lit des malades qu'il *ne se produit pas de fermentation dans le pus qui n'est en contact qu'avec de l'air filtré*, et que, de cette manière, je m'oppose à la production de l'infection purulente, en rendant impossible l'introduction dans l'économie des corpuscules animés, qui ne peuvent plus parvenir au contact des plaies (1).

Si mes convictions n'avaient pas été très arrêtées, j'aurais pu être ébranlé par l'opinion des membres de l'Institut, qui furent chargés de faire un rapport sur mon travail. Le rapporteur, Gosselin, reconnaissait l'efficacité de mon pansement, mais il repoussait ma théorie des ferments, et Pasteur lui-même restait indécis ! Cette indécision, toutefois, devait bientôt cesser. En étudiant les divers microbes (vibrions, bactéries) et faisant des expériences sur les animaux, Pasteur croit être parvenu à découvrir le vibrion propre à l'in-

(1) Ces corpuscules animés ont, depuis l'époque où je soutenais leur influence sur la production de l'érysipèle et de l'infection purulente, été désignés par Sédillot sous le nom de *microbes*.

fection purulente. Dans la séance du 17 juillet 1877 de l'Académie de médecine, il exposa les caractères du microbe qui a, dit-il, la forme d'un 8 de chiffre, et qu'il n'a vu que chez les sujets affectés de pyohémie. Cette découverte, qui était la confirmation d'une idée que j'avais défendue contre tous ceux de mes collègues de l'Académie qui avaient pris part aux discussions sur l'infection purulente, me combla de joie. Ainsi aux preuves cliniques de l'hôpital viennent se joindre les expériences du laboratoire, et la démonstration par le microscope de l'existence d'un vibrion que nous admettions, mais dont la physionomie nous était inconnue.

De son côté, Gosselin, dans un travail fait avec Albert Bergeron, a professé en 1879 (octobre) que les germes ou ferments ont une influence incontestable sur la putridité (1). Cette opinion de Gosselin, qui avait été un de mes contradicteurs les plus redoutables, a trop d'importance pour que je ne cite pas un

(1) Gosselin et Alb. Bergeron, *Études sur les effets et le mode d'action des substances employées dans les pansements antiseptiques.* (*Comptes rendus de l'Académie des Sciences,* t. LXXXIX, 6 oct. 1879.)

passage de son travail. Après avoir étudié avec le plus grand soin l'action des agents antiseptiques employés par les chirurgiens depuis une dizaine d'années et en particulier l'acide phénique, préconisé avec raison par Lister, il arrive à cette conclusion que sous l'influence de ces agents la putridité est plus ou moins retardée et même empêchée : « Nous savons maintenant, à n'en pas douter, dit-il, que l'alcool et l'acide phénique sont bien antiseptiques pour le sang, et qu'ils le sont à des degrés variables, suivant qu'ils sont employés tout d'un coup, ou progressivement à des doses plus élevées.

« Reste à examiner comment ils agissent. A notre avis, ils agissent de deux façons : nous acceptons d'abord l'opinion émanant des travaux de Pasteur, et qu'enseigne exclusivement Lister, celle de la destruction possible par l'antiseptique des germes atmosphériques dont le développement produit la décomposition putride et les vibrions. Mais nos expériences nous autorisent à faire intervenir une modification favorable imprimée au sang par le contact même de l'agent antiseptique, modification qui nous paraît n'être que la coagulation de l'albumine. »

Bientôt, je l'espère, personne ne doutera de l'influence des miasmes ou corpuscules animés de l'air sur la production de l'infection purulente. Aussi pourrais-je me dispenser d'étudier la théorie de la production spontanée de l'infection purulente, si cette opinion n'avait été soutenue avec un incontestable talent par des médecins qui, n'ayant pas l'occasion fréquente d'étudier l'infection purulente chez les blessés, se sont mépris, je crois, sur la valeur de leur argumentation.

De l'infection purulente spontanée. — Ne faisant entrer le milieu dans lequel vivent les blessés que pour une part très faible, sinon nulle, dans les productions de l'infection purulente, quelques médecins ont voulu qu'elle se produise spontanément, sous l'influence de grandes fatigues, d'une espèce de *surmenage,* ou d'un état mal déterminé de la constitution. Tessier soutint cette doctrine avec le talent incontestable de dialectique qui eût fait de lui un des médecins les plus remarquables de notre époque, s'il ne s'était laissé égarer par son imagination et par des faits mal observés.

Croyant avoir trouvé des abcès métastiques chez des individus qui n'avaient eu aucun traumatisme, il voulut que la pyohémie ne fût qu'une *fièvre purulente*. Répudiant la phlébite comme cause, il prétendit que le pus formé dans une veine y était toujours retenu par un caillot adhérent de toutes parts aux parois du vaisseau, et s'opposant ainsi au mélange du pus et du sang. Quelques faits isolés parurent donner une certaine valeur à cette objection, mais bientôt il fut généralement reconnu que, dans un grand nombre de cas, il y a dans les veines du pus qui communique largement avec la partie du vaisseau située plus près du cœur, et dès lors la théorie de la *fièvre purulente* cessa d'avoir des partisans. On ne l'avait adoptée momentanément qu'à cause des objections faites à la théorie de la phlébite. Si des médecins ont pu croire à cette production spontanée, il est bien difficile que des chirurgiens l'admettent, en présence des faits qui chaque jour plaident hautement contre cette opinion : comment, en effet, expliquer, dans cette théorie, que de nombreux malades peuvent impunément, sans contracter l'infection purulente, demeurer pendant plusieurs mois dans des salles où règne cette affection avec une désolante intensité, pourvu qu'ils n'aient pas la moindre plaie ? Comment l'infection purulente n'épargne-t-elle presque aucun des blessés qui passent quelques jours dans une salle infectée de miasmes ou ferments putrides, tandis que les malades affectés de fractures simples, d'entorses, de contusions, etc., ne sont jamais affectés d'abcès dits métastiques ? A l'époque où Tessier soutenait la théorie de la *fièvre purulente* (pyohémie spontanée), je crus, moi-même, en avoir observé un cas, et je reproduisis dans ma thèse deux observations empruntées à Dance, et qui paraissaient alors des faits incontestables d'infection purulente spontanée ; mais en y regardant de plus près, en analysant ces faits, il me parut évident qu'ils appartenaient à la *morve*, maladie que l'on ne croyait pas alors susceptible d'être transmise du cheval à l'homme.

Le docteur Surmay a, plus tard, soutenu des idées analogues. Pour lui, il y a une fièvre inflammatoire qui, lorsqu'elle se déclare chez un blessé, prend le nom de fièvre traumatique. Lorsqu'elle s'aggrave, elle devient suppurative, de sorte qu'une fièvre inflammatoire constituerait une infection purulente spontanée.

Chauffard s'est fait à l'Académie de médecine, dans deux discours, et plus tard dans un livre (1), le défenseur de la production spontanée de la pyohémie.

Dans ses discours et dans son livre, Chauffard a fait preuve d'un grand talent comme écrivain et comme orateur, mais je doute qu'il ait entraîné la conviction des chirurgiens. Je craindrais d'atténuer son opinion en cherchant à l'exposer dans un autre langage que le sien. Je reproduis donc les passages de son livre, dans lesquels il exprime son opinion sur la fièvre traumatique et sur la pyohémie :

« La fièvre traumatique a pour condition pathogénique fondamentale le concours de l'organisme tout entier aux actes préparateurs de la réparation traumatique : la vie locale

____

(1) P.-E. Chauffard, *Bulletin de l'Académie de méd* cine, juillet 1871. — *De la fièvre traumatique* et de *L'in* *fection purulente*. Paris, 1873.

des parties lésées s'émeut, se transforme, et
entre en un travail profond qui, en se réflé-
chissant et en puisant dans l'organisme, sus-
cite la fièvre traumatique. Celle-ci est comme
un témoignage que la vie du tout souffre et
réagit dans la vie de la partie atteinte.

« Que le moindre trouble vienne impres-
sionner l'organisme, qu'il subisse un accès
fébrile, que les fonctions de nutrition s'af-
fectent, que des souffrances morales, graves
ou durables, atteignent le blessé, et toute
l'œuvre traumatique locale se trouble, s'arrête, rétrograde même ; les bourgeons charnus s'affaissent et pâlissent; la suppuration
s'altère et tarit, la plaie prend un aspect mauvais. C'est que ce n'est pas la plaie qui fait le
pus, c'est le blessé tout entier, c'est la vie
plastique, fondement de toutes les fonctions,
ou vies particulières de l'individu. »

Chauffard dans cette dernière phrase a ex-
primé toute son opinion sur la pyohémie :
c'est le blessé tout entier qui fait le pus, ce
n'est pas la plaie.

Dans un autre passage, il dit encore : « Le
pus est le liquide naturel de ces organismes dont

la plasticité est devenue purulente, et comme il admet une pyogénie maligne, il croit qu'elle peut se produire spontanément. Nous avons démontré, dit-il, que la spécificité, contrairement aux opinions reçues, avait son caractère essentiel, non dans l'intervention d'une cause spécifique comme cause productrice de la maladie, mais dans la génération de produits spécifiques par la maladie, que celle-ci soit née de causes communes ou de causes spécifiques.

« La pyohémie maligne, ajoute-t-il, provoquée ou non par une cause spécifique, reconnaît donc toujours, dans sa genèse et dans son évolution, les mêmes conditions pathogéniques ; il lui faut un organisme en activité pyogénique. Il admet l'état infectieux du sang, des humeurs, des tissus dans l'infection purulente ; mais, pour lui, cet état infectieux ne provient pas du dehors ; il n'est pas le produit d'une absorption toxique. Une disposition universelle à la purulence existe dans l'ensemble des humeurs et des tissus du pyohémique, mais cette infection purulente n'est point un empoisonnement ; elle est une maladie conçue et née dans les profondeurs vivantes de l'économie. » (Chauffard.)

Tout cela est exposé avec art et dans un beau langage, mais où sont les preuves? Il n'y en a aucune. S'il suffisait que du pus fût sécrété en grande abondance pour que le malade fût sous le coup de la pyohémie, pourquoi cet accident ne se produit-il pas dans les abcès ossifluents, tant qu'ils ne sont pas ouverts. Il doit, dans ce cas ou jamais, y avoir *une disposition universelle à la purulence*. Chauffard lui-même devait bien sentir que son imagination avait pris la plus grande part à la genèse de cette théorie; aussi tenait-il à trouver un point faible à l'opinion que je venais de soutenir devant l'Académie. Il me reproche dans son livre de n'avoir admis l'empoisonnement que par la plaie. « Pourquoi, dit-il, les miasmes flottant dans l'air ne pénétreraient-ils que par la surface d'une plaie? pourquoi, entraînés incessamment dans les voies respiratoires, ne seraient-ils pas absorbés par cette voie? où est donc l'obstacle à l'absorption qu'ils rencontreraient dans la muqueuse pulmonaire? Celle-ci n'est-elle pas l'une des surfaces d'absorption les plus actives que l'on connaisse? d'où proviendrait une immunité réfractaire à l'absorption des miasmes pyogéniques? »

Je n'ai qu'une réponse à faire à cette objection : ma théorie de l'infection purulente repose sur des faits et non sur des vues de l'imagination. Par mon pansement ouaté, j'ai démontré que je préviens l'infection purulente en empêchant les corpuscules animés de l'air de venir au contact de la plaie, bien que ces corpuscules soient sans cesse aspirés vers la membrane muqueuse des bronches. Si la membrane muqueuse bronchique présentait une condition favorable à l'absorption des corpuscules miasmatiques de la pyogénie, mon pansement, qui ne préserve que la plaie de leur action septique, en filtrant l'air, serait impuissant à prévenir la genèse de l'infection purulente.

Chauffard aurait donc dû commencer par démontrer que je me trompe quand je soutiens que la membrane muqueuse des bronches est, comme la ouate, un filtre qui s'oppose à la pénétration des microbes de la pyohémie dans l'organisme.

Il y a bien d'autres membranes que celle-là qui s'opposent à la pénétration des ferments. J'ai déposé, il y a cinq ans, au secrétariat de l'Institut, un travail qui, n'ayant pas été publié, trouvera naturellement sa place ici. Il démontre que nous avons encore beaucoup à étudier pour connaître les conditions qui excluent la production de l'infection purulente. Il servira aussi, j'espère, à démontrer une différence essentielle entre l'infection purulente et l'infection putride, dont j'ai déjà indiqué les symptômes différentiels dans le cours de cet article.

Si l'on étudie simultanément l'*infection purulente* et l'*infection putride*, on reconnaît, comme je l'ai déjà dit, que ce sont deux formes très différentes de la septicémie, et pourtant elles se produisent dans des conditions analogues. L'une et l'autre, en effet, prennent naissance dans les salles d'hôpital, et partout où les blessés sont en trop grand nombre et trop rapprochés les uns des autres.

Mais il est une condition étiologique qui m'a frappé depuis longtemps et qui diffère pour l'une et pour l'autre de ces maladies :

l'infection purulente se développe le plus souvent à la suite de lésions qui ont ouvert des vaisseaux veineux ; l'infection putride, au contraire, paraît prendre naissance dans des cavités pourvues d'un petit nombre de vaisseaux sanguins ; c'est ainsi qu'on la voit se manifester le plus ordinairement dans les cas d'ouverture de vastes abcès par congestion, ou d'abcès articulaires, ouverts depuis longtemps. Tandis que l'infection purulente trouve des conditions favorables à son développement dans les plaies saignantes, c'est dans les cas d'abcès profonds où le pus stagne, sans qu'il y ait eu récemment une lésion veineuse, que l'infection putride se produit ordinairement.

Convaincu que l'infection purulente est due à l'absorption par les veines, et plus particulièrement par les vaisseaux du tissu osseux, des microbes ou ferments atmosphériques, je me suis demandé s'il est possible d'attribuer l'infection putride à la même cause, et je n'ai pas tardé à reconnaître que l'absorption des ferments doit, dans certaines conditions, rencontrer des difficultés à peu près insurmontables.

Une longue pratique dans les hôpitaux, où j'ai étudié l'infection purulente pendant près de quarante ans, m'a convaincu que certains de nos tissus opposent une barrière à l'absorption des agents producteurs des abcès dits métastatiques. — Ainsi les membranes muqueuses qui se présentent si bien à l'absorption des agents de la contagion des fièvres éruptives, rougeole et scarlatine par exemple, n'absorbent pas les corpuscules qui transmettent l'infection purulente d'un malade à un autre. On peut, sans doute, citer quelques faits où le contraire aurait été noté ; mais je crois que ce sont des faits mal observés, et tous les chirurgiens savent que l'on peut impunément laisser dans une salle où règne l'infection purulente les individus qui n'ont pas de plaie. Si les membranes muqueuses se laissaient pénétrer par les germes de l'infection purulente, on observerait cette maladie indistinctement chez les blessés et chez les malades qui n'ont qu'une entorse ou une fracture.

Je suis donc convaincu que les membranes muqueuses, quand elles ne sont pas lésées, ne se laissent pas traverser par les ferments qui donnent naissance à l'éruption purulente.

En pouvait-il être autrement? Si la membrane muqueuse des bronches, par exemple, n'avait pas filtré l'air, comment eussions-nous résisté à toutes ces poussières atmosphériques que l'on voit si bien dans un rayon de soleil entrant dans une chambre obscure? (Tyndall) (1). Nos membranes séreuses ont, j'en suis convaincu, le même privilège. Il en est de même des membranes pyogéniques qui existent dans les abcès de date ancienne.

Je dirai ailleurs les résultats de mes études anatomiques sur ces membranes et sur leurs vaisseaux; mais dès à présent j'affirme que c'est par les vaisseaux lymphatiques que l'absorption se fait dans ces cavités. J'affirme en outre que les vibrions de l'infection purulente n'y trouvent pas des conditions favorables à leur pénétration dans l'économie.

Ce ne serait qu'une vue de l'esprit, étayée sans doute par l'observation attentive des faits de la clinique; ce ne serait pas suffisant pour entraîner la conviction des médecins qui n'ont pas étudié les empoisonnements miasmatiques

(1) Tyndall, *Revue des Cours scientifiques,* 1870.

avec la persévérance qui est la qualité dominante et le défaut des gens de mon pays. Aussi ai-je institué des expériences qui auront pour les savants, étrangers à la clinique, une valeur plus grande : prenant du pus ayant mauvaise odeur et manifestement putréfié, ayant d'ailleurs longtemps séjourné à l'air, dans un lieu exposé au soleil, je l'ai appliqué sur des plaies que je faisais à des animaux, et bientôt les symptômes de l'infection purulente se sont produits.

Chez un lapin, ayant incisé la peau et le tissu cellulaire derrière l'oreille, j'ai mis à découvert ce qui chez l'homme est l'apophyse mastoïde ; puis, après avoir enlevé une lamelle osseuse, j'ai mis à nu la portion spongieuse de l'os sur laquelle j'ai appliqué le pus dont je viens de parler, en le fixant avec quelques brins de charpie imbibés également de matière purulente.

En ayant soin de faire plusieurs de ces applications dans la journée, je suis arrivé à tuer le lapin en huit jours, et, après sa mort, j'ai trouvé les lésions ordinaires de l'infection purulente.

Cette expérience répétée sur un autre lapin m'a donné un résultat identique.

J'aurais pu me dispenser de faire ces expériences, si je n'avais pas tenu à constater qu'avec du pus liquide qui a séjourné à l'air et qui s'est putréfié, on a un agent à l'aide duquel on peut faire naître l'infection purulente à volonté. Ce pus devait me servir à faire une autre expérience sur les synoviales.

Voici comment j'ai procédé : j'ai incisé crucialement la peau du genou d'un lapin et, après avoir bien épongé avec un linge imbibé d'acide phénique et m'être assuré que les vaisseaux qui avaient été ouverts s'étaient bouchés sous l'influence de la pression avec des pinces à forcipressure, et aussi par suite du lavage avec une solution phéniquée au quarantième, j'ai ouvert la synoviale articulaire assez largement pour pouvoir y verser une notable quantité de pus. Les jours suivants, la plaie n'étant pas fermée, j'ai porté dans l'articulation du pus que je me suis efforcé d'y maintenir avec de la charpie imbibée du même liquide et soutenue par une petite bande mouillée. L'expérience est rendue difficile par l'instinct des animaux qui les porte à se débarrasser de tout ce qui gêne leurs mouvements et par l'habitude qu'ils ont de lécher leurs plaies.

Aussi mon premier lapin résista à toutes mes tentatives, et c'est à peine s'il manifestait par un peu de tristesse le malaise qu'il éprouvait.

Après plusieurs essais, je suis parvenu, en ouvrant l'articulation coxo-fémorale, à faire mourir deux lapins qui succombèrent dans un état absolument semblable à celui de l'infection putride, et après leur mort je ne trouvai d'abcès ni dans les poumons, ni dans le foie, ni dans le tissu cellulaire sous-cutané.

Ces expériences me paraissent démontrer :

1º Que le pus qui donne naissance à l'infection purulente, quand il est appliqué sur une plaie osseuse, est impuissant à produire cette maladie, quand il ne baigne que des membranes séreuses.

2º Elles démontrent que si les animaux dont les articulations ont été en contact avec du pus putréfié ne sont pas atteints d'infection purulente, ils finissent pourtant par succomber à un empoisonnement analogue à l'infection putride.

Je recherche maintenant quels sont les agents de l'infection putride. Peut-être existe-t-il des germes ou corpuscules plus petits que les vibrions de l'infection purulente; peut-être les découvrira-t-on avec des lentilles plus fortes que celles qui permettent de voir les vibrions de l'infection purulente. Mais peut-être aussi les lacunes lymphatiques se laissent-elles pénétrer par une partie liquide du pus, qui trouverait ainsi une porte d'entrée pour aller infecter l'économie tout entière. Enfin, il est plus probable que les germes traversent les membranes séreuses, mais que, pénétrant dans les vaisseaux lymphatiques et non dans les vaisseaux sanguins, ils ne peuvent pas aller au delà des ganglions. Jusqu'à présent mes expériences et mes observations cliniques ne m'autorisent qu'à soutenir les propositions suivantes :

1º Certaines membranes ne se prêtent pas à l'absorption des agents de production de l'infection purulente. L'infection purulente se produit quand du pus putréfié est en contact avec des tissus vivants pourvus de nombreux vaisseaux sanguins.

2° Quand les vibrions du pus putréfié restent en contact avec des membranes sur lesquelles ils ne trouvent pas accès dans des vaisseaux sanguins, il ne se produit pas d'abcès dits métastatiques, et s'il y a empoisonnement du sang, c'est l'infection putride et non l'infection purulente que l'on observe.

Ce que nous avons dit de l'essence de l'infection purulente et de la cause qui engendre cette maladie doit faire prévoir que, pour nous, le traitement sera surtout, et avant tout, prophylactique.

Ne savons-nous pas, en effet, que les miasmes, ou corpuscules animés de l'air, sont indispensables pour que le pus d'une plaie se putréfie et donne naissance à des myriades de nouveaux corpuscules qui, entrant dans la circulation sanguine du blessé, deviennent un violent poison ? Ne savons-nous pas aussi que ces générations indéfinies de microbes, se mêlant à l'air qui entoure un blessé, doivent engendrer l'infection purulente chez tous les autres malades séjournant dans le voisinage, pourvu qu'ils aient une plaie, porte d'entrée indispensable pour le poison.

Si nous ne nous trompons pas, l'isolement des blessés est de rigueur. S'ils séjournent dans un air pur, c'est-à-dire dans un air qui n'ait pas été contaminé par les microbes qui se multiplient au contact du pus, leurs plaies bourgeonneront et les bourgeons charnus se recouvriront d'une membrane protectrice, impénétrable par les vibrions, avant qu'ils aient eu le temps de se multiplier. Mais quelque isolé que soit un blessé, s'il a une plaie large et profonde ; si les os ayant été fracturés restent exposés à l'air, la suppuration devant être abondante et de longue durée, il ne sera pas impossible que le blessé suffise pour empoisonner l'air, et que des vibrions naissant en grand nombre dans du pus stagnant donnent naissance à l'infection purulente.

Des préceptes importants résultent de cet exposé doctrinal de l'étiologie pyohémique :

1° Il faut veiller à ce que le pus ne stagne pas dans les plaies ;

2° Il faut, autant que possible, s'efforcer

d'obtenir la réunion par première intention ;

3° Quand les plaies suppurent, il faut faciliter l'écoulement du pus de toutes manières, et en particulier par le drainage ;

4° Les plaies doivent être fréquemment lavées avec des liquides antiseptiques, tels que les solutions d'acide phénique, d'acide borique, d'acide thymique ; l'alcool, surtout l'alcool camphré, etc. ;

5° Au-dessus de tous ces moyens, nous mettons le filtrage de l'air à l'aide du pansement ouaté que l'on n'applique qu'après avoir à diverses reprises lavé la plaie avec un des liquides antiseptiques que nous venons d'indiquer.

Je défie qu'avec ce mode de pansement on voie jamais naître soit l'infection purulente, soit l'érysipèle, qui lui aussi reconnaît pour cause l'action de microbes agissant sur les vaisseaux lymphatiques, et non sur les veines comme le microbe de l'infection purulente.

Bien que nous donnions la préférence au pansement ouaté, nous sommes persuadé que les solutions concentrées d'acide phénique ou d'acide thymique suffisent pour prévenir la production de la pyohémie, surtout quand on ajoute aux lotions la production des vapeurs phéniquées conseillées avec raison par Lister, et projetées sur la plaie et sur les assistants pendant toute la durée de l'opération.

Nous sommes convaincu que l'infection purulente disparaîtra du cadre nosologique, le jour où les chirurgiens adopteront unanimement notre opinion sur la nature et sur le mode de production de cet accident auquel ont succombé la plupart des blessés que l'on entassait pêle-mêle dans des espaces restreints.

Comme moyens prophylactiques, nous conseillons aussi une nourriture abondante et reconstituante, l'usage du vin, de l'alcool et du café.

Le sulfate de quinine doit être administré à haute dose, toutes les fois qu'une plaie prend un mauvais aspect. Il ne faut pas attendre, pour l'administrer, qu'un frisson ait indiqué l'absorption des vibrions et l'imminence des abcès métastatiques.

Nous allons maintenant passer en revue les moyens thérapeutiques qui ont été conseillés par les chirurgiens les plus éminents.

Émissions sanguines. — Les partisans de la doctrine de la phlébite se devaient à eux-mêmes de prouver leur foi, en saignant, et en couvrant leurs malades de sangsues. C'est ce traitement que j'ai vu employer dans le service de mon maître Blandin; les résultats déplorables qui en étaient l'inévitable conséquence, éveillèrent mes doutes au sujet de la théorie de la phlébite. Tous les blessés traités par les émissions sanguines mouraient beaucoup plus vite que ceux dont les accidents étaient en quelque sorte confiés à la nature médicatrice. La nature médicatrice ne guérissait pas, mais elle laissait le malade lutter contre la maladie, sans ajouter une nouvelle cause d'affaiblissement à l'action du poison.

Dès qu'un frisson se manifestait chez un blessé du service de Blandin, on mettait sur la racine du membre qui était le siège de la plaie, un nombre de sangsues qui variait de 15 à 30. Invariablement, le frisson reparaissait plus violent; les malades s'affaiblissaient rapidement, et la mort ne se faisait pas attendre.

Si la pyohémie est due à un empoisonnement miasmatique, il est évident que les
émissions sanguines doivent être proscrites.
Velpeau, quoique partisan de l'absorption du
pus comme cause de l'infection purulente,
avait, lui aussi, eu recours aux antiphlogisti-
ques, mais il avouait n'en avoir pas retiré de
brillants résultats. « J'ai fait usage des anti-
phlogistiques, locaux et généraux, dit-il; je
les ai poussés et vu pousser aussi loin que
possible, et je dois avouer que j'ai rarement
pu en constater des avantages positifs. » Les
émissions sanguines ont aussi été conseillées
dans le but d'évacuer un sang impur. « En
théorie, dit Fleury, on peut établir qu'en retirant une très grande quantité de sang on
enlève une portion purulente de la matière
qui seule produit les accidents. »

Nous ne pouvons que déplorer les conséquences des fausses théories qui ont si longtemps dirigé la pratique des chirurgiens les
plus autorisés. Comment a-t-on pu croire
que par une saignée on retirerait le pus des
veines dans lesquelles il était mêlé au sang?
Par une semblable pratique, on affaiblissait

les malades et on les privait des ressources qu'ils auraient pu trouver dans une vigoureuse constitution pour résister à l'empoisonnement.

Occlusion des plaies. — Jules Guérin et Maisonneuve ont professé què l'on prévient l'infection purulente en mettant les plaies à l'abri du contact de l'air. Pour ces médecins, c'est l'oxygène qui jouerait le rôle de poison en oxydant le pus et en le décomposant. Bien que cette explication ne soit plus admissible depuis que nous avons démontré l'innocuité de l'air sur les plaies, quand on est parvenu à le débarrasser de toutes les poussières dont il est chargé, il n'est pas moins vrai que si l'on parvenait à empêcher l'air d'arriver sur les plaies, celles-ci ne courraient aucun risque d'être empoisonnées. Mais il est difficile, sinon impossible, d'obtenir ce résultat ; il n'est guère plus facile d'avoir des appareils parfaits de raréfaction de l'air, qui ne produisent pas des hémorragies.

En théorie, cette méthode est admissible ; mais elle échoue dans la pratique.

Chassaignac, en faisant une quasi-occlusion avec des bandelettes de sparadrap, diminuait incontestablement les chances d'empoisonnement, en diminuant l'étendue des surfaces exposées à l'air.

Ventilation des plaies. — Bouisson (de Montpellier), en conseillant de ventiler les plaies, se mettait en contradiction flagrante avec la théorie de Jules Guérin; mais les résultats favorables qu'il obtenait ainsi, seront facilement expliqués par la théorie des miasmes ou ferments dont il prévenait l'action, en les empêchant de se déposer sur les plaies.

Suppression de tout pansement. — En supprimant l'application de la charpie, du lint et des linges à pansement, on a cru que l'on mettait les blessés dans des conditions favorables, et si les auteurs de cette méthode ne se sont pas fait illusion, leur statistique prouve en faveur de cette méthode.

On a cru battre en brèche notre théorie des ferments miasmatiques, en nous opposant les résultats de cette pratique; nous ne nous en sommes pas ému, car il n'y a pas de raison pour que cette méthode qui favorise l'écoulement du pus et s'oppose à sa stagnation, et, par conséquent, à sa putridité, ne soit pas préférable à celle dans laquelle des linges imprégnés de pus étaient soumis à l'action des corpuscules animés de l'air.

On peut dire que le pansement avec la charpie offrait les conditions les plus propres à la production de l'infection purulente; un autre pansement peut donc lui être préférable, sans, pour cela, approcher de la perfection.

Application des caustiques. — Par les caustiques, on met les plaies dans des conditions qui n'ont pas encore été suffisamment appréciées, mais il est admis par tous les chirurgiens qui ont étudié la question que sous l'escarre résultant de la cautérisation, les bourgeons s'organisent de manière à ne plus être accessibles aux agents septiques de l'air, quand la partie cautérisée tombe et s'élimine spontanément, sans que l'on ait hâté sa chute.

Tous ces moyens appartiennent plus ou moins à la période de prophylaxie.

Quand il existe des signes incontestables, dénotant l'infection purulente, le devoir du chirurgien est encore de lutter; mais nous ne pouvons nous dissimuler qu'il reste peu de chances de triompher du plus terrible des accidents des plaies : il existe pourtant dans la science un certain nombre de faits incontestables de guérison. Nul plus que Sédillot n'a insisté sur la curabilité de la pyohémie.

De tous les médicaments qui ont été conseillés, il n'en est pas qui nous inspirent autant de confiance que le sulfate de quinine donné à dose élevée.

Comparant l'empoisonnement des blessés à l'empoisonnement paludéen, contre lequel le sulfate de quinine a une efficacité incontestable, nous ne pouvions pas nous soustraire à la nécessité de traiter de la même manière deux maladies qui sont dues, l'une aux émanations végétales putréfiées, l'autre aux émanations putrides des matières animales.

Les résultats du traitement de l'infection purulente par les préparations de quinine nous avaient déjà semblé confirmer notre doctrine de la production de l'infection purulente, lorsque notre pansement à la ouate nous en a donné une preuve irrécusable.

Il est incontestable que dans les cas les

moins graves, lorsque les frissons ne se reproduisent pas rapidement, lorsque la fièvre a des intermittences bien franches, pendant lesquelles le malade peut s'alimenter, on peut espérer les effets les plus salutaires de l'administration du sulfate ou du bromhydrate de quinine à haute dose. On doit, alors, commencer par un gramme, pour tâter la tolérance. S'il est toléré, dès le lendemain on en donne deux, puis trois ou quatre en se guidant sur l'ouïe du malade. Tant qu'il n'y a pas de bruissement ou du tintement d'oreilles, on peut hardiment donner cette dose de trois et quatre grammes par jour. Nous avons déjà dit que le malade qui se pendit dans notre service après avoir été guéri d'une infection purulente, avait pris 51 grammes de sulfate de quinine, et plusieurs litres de vin de quinquina, dans l'espace de trois semaines.

L'adjuvant indispensable de cette médication est une alimentation reconstituante, et l'administration d'une notable quantité de vin et d'eau-de-vie. Un blessé qui ressent les premières atteintes de l'infection purulente, a de grandes chances d'échapper à la mort, quand il peut digérer et quand il tolère les doses élevées de sulfate de quinine.

Quand le médicament n'est pas toléré par l'estomac, ou lorsque la diarrhée fait craindre qu'il ne soit pas absorbé, nous l'employons en injections hypodermiques; dans ce cas, c'est au bromhydrate, plus soluble que le sulfate, qu'il faut avoir recours.

On peut injecter dans une journée trois grammes et plus de bromhydrate de quinine. S'il ne se produit pas de bourdonnement d'oreilles, s'il n'y a pas de surdité, on ne peut pourtant nier l'absorption du médicament qui aura d'autant plus d'effet que les doses les plus élevées seront tolérées.

Toutefois, il ne faut pas se faire d'illusions. Quand il y a de la diarrhée résistant aux moyens employés pour la combattre, la nutrition se faisant d'une manière insuffisante, le meilleur médicament, le plus antiseptique de tous, a de grandes chances pour rester impuissant.

FIN

TABLE DES MATIÈRES

CHAPITRE IV.

CHAPITRE V.

CHAPITRE VI.

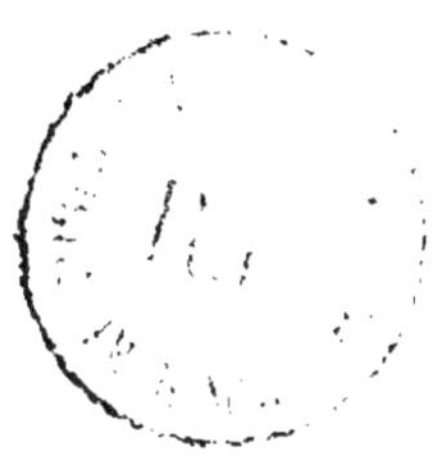

Imp. D. Bardin et Ce, à Saint-Germain. — 4534-84.

Encyclopédie internationale de chirurgie, publiée sous la direction du Dr JOHN ASHHURST et illustrée de figures intercalées dans le texte. Ouvrage précédé d'une introduction par L. GOSSELIN, professeur de clinique chirurgicale à la Faculté de médecine de Paris, chirurgien de l'hôpital de la Charité. — 6 volumes gr. in-8 de chacun 800 pages à deux colonnes avec environ 2,000 figures. En vente : Tomes I à IV. Prix de chaque volume : 17 fr. 50.

Extrait de l'introduction. — Cet ouvrage est né d'une difficulté que j'ai pu constater dès mes débuts dans la carrière, et que j'ai vue s'accentuer de plus en plus, celle qu'ont les plus grands travailleurs à terminer eux-mêmes un ouvrage complet de chirurgie. Les publications se sont, en effet, tellement multipliées qu'un auteur ne peut, à lui seul, rassembler tous les documents, français et étrangers, relatifs à chacun des sujets dont il veut présenter l'exposé à ses lecteurs.

MM. J.-B. Baillière et Fils ont obtenu l'autorisation de faire traduire tous les articles de l'édition américaine qui se publie à New-York. Ils ont fait appel pour cette traduction à quelques-uns de nos jeunes confrères, parmi lesquels je distingue MM. Chauvel, Poinsot, Ch. Schwartz, Quenu, E. Rochefort, etc. Ils ont demandé à quelques-uns des auteurs étrangers de revoir leur œuvre primitive et de la compléter pour l'édition française. Les traducteurs ont pu signer de leurs noms quelques notes dont le lecteur appréciera l'utilité.

De plus, quelques chirurgiens français ont écrit spécialement pour cette addition des articles entièrement nouveaux.

J'ai écrit moi-même pour le deuxième volume l'article sur la *technique des inhalations anesthésiques.*

Au moyen des additions que je viens de signaler, cet ouvrage devient un livre nouveau, dans lequel la pathologie externe et la médecine opératoire sont exposées, aussi complètement que possible, par une série d'auteurs appartenant à des nationalités diverses.

Ainsi conçu et exécuté, cet ouvrage me paraît appelé à rendre de grands services, en présentant l'état actuel de la science chirurgicale dans tous les pays et en mettant les praticiens au courant des méthodes qui ont pris droit de cité chez nos voisins et au delà de l'Atlantique.

Je ne crois pas me tromper en avançant que l'*Encyclopédie internationale de Chirurgie* est destinée à prendre une place des plus honorables dans notre littérature médicale. L. GOSSELIN.

Sommaire des principaux articles contenus dans les 6 volumes :

Tome Ier. — I. *Pathologie chirurgicale générale.* — Troubles de la nutrition, pathologie de l'inflammation, par S. STRICKER, de Vienne. — Inflammation, par William H. VAN BUREN. — États généraux et traumatisme, par A. VERNEUIL, professeur de clinique chirurgicale à la Faculté de médecine de Paris. — Schock et embolie graisseuse, par C.-W. MANSELL MOULIN, Londres.

II. *Maladies chirurgicales infectieuses et virulentes.* — Erysipèle, par ALFRED STILLÉ, de Philadelphie. — De la Scepticémie par le Dr MAURICE JEANNEL. — De la pourriture d'hôpital, par le Dr MAURICE JEANNEL. — Blennorrhagie, par le Dr WILLIAM WHITE. — Ulcère simple vénérien et chancroïde, par F.-R. STURGIS. — Syphilis, par A. VAN HARLINGEN. — Bubon d'emblée, Végétations, Pseudo-syphilis, Maladies vénériennes chez les animaux, par H.-R. WHARTON. — Plaies empoisonnées, par John H. PACKARD.

Tome II. — III. *Chirurgie générale.* Principes généraux de diagnostic chirurgical, par Hayes AGNEW. — Petite Chirurgie, par C.-T. HUNTER, avec 150 fig. — Principes généraux de chirurgie opératoire, par J.-H. BRINTON. — Anesthésie et Anesthésiques, par H.-M. LYMAN. — Anesthésie chirurgicale. Technique des inhalations anesthésiques, par L. GOSSELIN. — Arsenal de la Chirurgie contemporaine, par le Dr DEFONTAINE. — La méthode antiseptique, par M. W. CHEYNE. — Pansement ouaté de A. Guérin, par le Dr JEANNEL. — Amputations, par John ASHHURST. — Résultats fournis par la méthode antiseptique de Lister dans la pratique des amputations, par G. POINSOT, professeur agrégé à la Faculté de Bordeaux. — Chirurgie plastique, Autoplastie, Greffe cutanée, par C. JOHNSTON.

IV. *Maladies chirurgicales communes aux divers tissus organiques.* — Abcès, Fistules et Phlegmons diffus, par HOWARD MARSH, — Contusion, Strangulation, Frottement, par HUNTER MAC GUIRE. Plaies, par T. BRYANT. — Plaies par sabre et baïonnette, Plaies par flèches, par J.-X. BILL. — Blessures par armes à feu, par P.-S. CONNER. — Ulcères, par J.-T. HODGEN. — Brûlures, par MORTON. — Congélations, par J.-A. GRANT. — Gangrène et processus gangréneux, par E.-M. MOORE.

Tome III. — V. *Maladies chirurgicales spéciales à chaque tissu organique.* — Peau, par J.-C. WHITE. — Tissu cellulaire, par J.-W. HOWE. — Bourses séreuses, par NANCRÈDE. — Muscles, tendons et aponévroses, par M. JEANNEL. — Plaies médico-chirurgicales des vaisseaux et ganglions lymphatiques, par E. BELLAMY. — Plaies des vaisseaux sanguins, par J.-A. LIDELL. — Système vasculaire, par J.-A. WYETH. — Anévrisme, par J. BARWELL (de Londres). — Nerfs, par NICAISE, professeur agrégé de la Faculté de Paris.

Tome. IV. — Lésions traumatiques des os, fractures, par J.-H. PACKARD. — Maladies des os, par OLLIER, PONCET et VINCENT (de Lyon). — Lésions traumatiques des articulations, luxations par ANDREWS. — Maladies des articulations, par R. BARWELL. — Résections, par J. ASHHURST. — Résection du genou, par G.-E. FENWICK. — Tumeurs, par H.-T. BUTLIN.

Tome V. — VI. *Maladies chirurgicales des régions.* — Tête et colonne vertébrale, par J.-A. LIDELL et F. TREVES. — Yeux, par E. WILLIAMS. — Oreilles, par A.-H. BUCK. — Nez et sinus frontaux, par G.-M. LEFFERTS. — Face et lèvres, par A.-C. POST. — Bouche, langue, palais, mâchoire, par C. HEATH. — Dents, par KINGSLEY. — Cou, par MACLEOD. — Larynx, par Solis COHEN. — Poitrine, par BENNETT. — Sein, par ANNANDALE. — Abdomen, par Mac CORMAC. — Hernie, par J. WOOD. — Obstruction intestinale, par ASHHURST. — Maladies du rectum, par ALLINGHAM.

Tome VI. — L'urèthre, par S. DUPLAY, professeur à la Faculté de médecine de Paris, chirurgien des hôpitaux. — Tumeurs de l'ovaire et de l'utérus. — Opération césarienne. — Vessie et prostate. — Calculs urinaires. — Organes génitaux de l'homme. — Organes génitaux de la femme. — Hygiène hospitalière. — Index.

Traité pratique des fractures et des luxations, par le professeur FR.-H. HAMILTON, chirurgien de l'hôpital Bellevue de New-York, traduit sur la sixième édition et augmenté de nombreuses additions par le Dr G. POINSOT, professeur agrégé à la Faculté de médecine de Bordeaux, chirurgien des hôpitaux. 1 vol. gr. in-8 de XVI-1292 pages avec 514 figures............................ 24 fr.

L'ouvrage de M. Hamilton est connu depuis longtemps en France où j'ai entendu exprimer souvent par les étudiants le regret qu'il ne fût pas traduit dans notre langue. Ce regret n'a plus raison d'être, grâce à M. Poinsot, qui s'est imposé la lourde tâche de faire du livre de l'auteur américain un livre français.

Ce n'est pas, en effet, une simple traduction que M. Poinsot nous a donnée. Hamilton, fort au courant de la chirurgie américaine, l'est beaucoup moins de celle de l'ancien monde, aussi le savant agrégé a-t-il cru devoir ajouter au texte qu'il traduisait de nombreuses notes et intercalations, pour le mettre au courant de l'état actuel de nos connaissances. Nous ne pouvons que l'en féliciter.

Tel qu'il est, le présent traité nous paraît appelé à rendre service aux chirurgiens et aux élèves.

Le texte de M. Hamilton et les notes de M. Poinsot remplaceront avantageusement, pour le pronostic et le traitement, l'ouvrage de Malgaigne, qui a été si longtemps classique chez nous et au dehors même.

L.-H. PETIT, *Union médicale*, 19 janvier 1884.